安军明话养生

安军明　主编

陕西新華出版
陕西科学技术出版社
Shaanxi Science and Technology Press
西安

图书在版编目（CIP）数据

安军明话养生 / 安军明主编. — 西安 ：陕西科学技术出版社，2023.9

ISBN 978 - 7 - 5369 - 8303 - 8

Ⅰ. ①安… Ⅱ. ①安… Ⅲ. ①养生（中医）Ⅳ. ①R212

中国版本图书馆 CIP 数据核字（2021）第 274582 号

安军明话养生

AN JUNMING HUA YANGSHENG

安军明　主编

责任编辑　耿　奕
封面设计　蒲梦雅

出 版 者　陕西科学技术出版社
西安市曲江新区登高路 1388 号陕西新华出版传媒产业大厦 B 座
电话（029）81205187　传真（029）81205155　邮编 710061
http：//www. snstp. com
发 行 者　陕西科学技术出版社
电话（029）81205180　81206809
印　　刷　陕西金和印务有限公司
规　　格　787mm×1092mm　16 开本
印　　张　9. 25
字　　数　115 千字
版　　次　2023 年 9 月第 1 版
2023 年 9 月第 1 次印刷
书　　号　ISBN 978 - 7 - 5369 - 8303 - 8
定　　价　98. 00 元

安军明简介

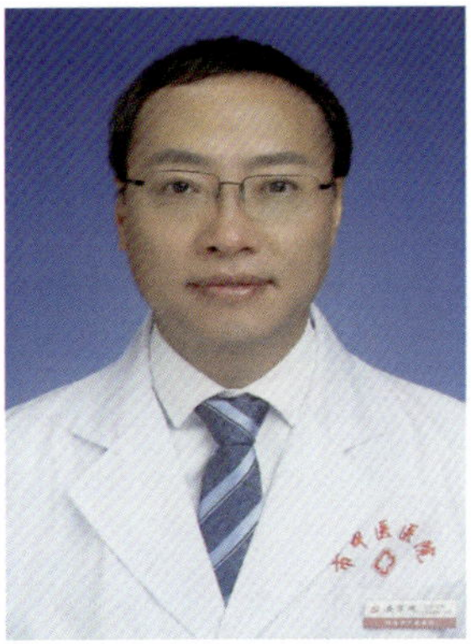

安军明，主任医师，陕西中医药大学硕士研究生导师。现任西安市中医医院针灸推拿康复科主任，兼任中国针灸学会理事，陕西省针灸学会针药结合专委会主任委员，陕西省康复医学会理事，西安市针灸学会会长，陕西省及西安市医学重点专科学科带头人，第五批全国老中医药专家学术经验继承工作继承人。曾荣获全国中医药文化建设先进个人、陕西省中医药科技先进个人、西安市学术技术带头人培养人、西安市优秀科技志愿者、西安市科协先进学会工作者、西安市医德标兵、西安市劳动模范、西安高端创新人才、西安之星、西安工匠、西安市最美医生等荣誉称号。从事针灸康复临床与科研工作 26 年，在针灸临床诊治中积累了丰富的经验。主持、参与国家级省级市级课题 66 项，已发表学术论文 170 篇，SCI 收录论文 4 篇，编写出版专著 13 部。研究成果荣获省部级科技进步奖 8 项，市级科技进步奖 6 项。主要研究方向：针灸治疗老年病、周围神经病、中风康复。

《安军明话养生》编委会

主　编　安军明

副主编　安　琪　邓　红　张　鼎

编　委　王　璞　杨晓波　杨　敏　赵　婷

马阿利　张　乐　关　茹

目 录

第一节　针灸与减肥

一、减肥反弹的原因

减肥费了很大的劲也没成功，原因有哪些呢？减肥是每个爱美女性最为关心的话题，有的人一年四季都在减肥，但是迟迟不见功效，甚至越减越肥。是方法用错了，还是恒心不够？

下面，让专家来揭秘导致减肥失败的9大饮食原因！

1. 减肥饮食与平常差别太大

如果以配方流食代替一日三餐，营养可能是够的，但口腹之欲得不到满足，很难坚持。一旦恢复日常饮食，必定反弹。

2. 减肥食物体积太小

有时一块固体的食物，两口就吃下了，胃得不到吃饱的信号，终日有饥饿感，最后实在忍不住大吃一顿，导致减肥失败。

3. 食物脂肪含量过少

正常的脂肪摄入量应占全部热量的20%～30%，如果减肥期间突然大幅度减少摄入的脂肪含量，食物味道必然大异，这样更容易饥饿。

4. 水分过少

有人为了快速见效，不但节食，而且节水，这样时间长了身体会因脱水引起电解质紊乱，危及健康。况且，因失水而减去的体重很容易回升，等于没减。

5. 不管质量管数量

为了达到长期减肥的效果，也作为普通人关注健康的一种选择，营养学家建议在食物的选料与烹调过程中严把“质”关，也就是多选用含脂肪量低的原料。而对于“量”，也就是体积，则不必太过限制。

6. 单纯性为了减肥而节食，反弹率高达41％

一是要改变饮食习惯非常困难；二是即使减肥成功了，节食作用递减的规律也会产生影响：坚持低热量的日常饮食，身体通过调整新陈代谢来减肥越来越难，此时若想继续减肥，就要越吃越少，这样想坚持也就越来越难了。

7. 看电视吃零食

上网、工作和看电视时吃零食，你的注意力不在吃的东西上面，对吃多少没有控制。而这些食品的热量却很高，比如点心、糖果、土豆片、瓜子等，那吃进去的热量也会很多。不妨这样尝试：用其他事情替代进食。如在工作时听音乐，看电视时站起来运动，上网时喝茶水等。

8. 拒绝主食

有些人为了减肥而不吃主食，比如大米、馒头等，认为其热量很高。殊不知忽略主食会造成基本热量缺失，而这种缺失可能会造成营养不良、低血糖，甚至对大脑、肝脏造成损伤。因此，每餐不能缺少主食。

9. 便秘

开始出现便秘，是很久没有吃蔬菜、水果的原因。纤维素是保持饱腹感，减少身体吸收脂肪，防止便秘的减肥必需食物。一般来说，成年人每日纤维素的需要量是40～50克，很多人吃不到这个数，所以减肥很难坚持，因为很快就饿了，还经常便秘。饮食中必须注意增加富含纤维素的食物，如果实在吃不够，应该适当补充膳食纤维片。

二、减肥一定要多喝水

减肥者不仅不能限制饮水，相反，还应该多喝些水。

首先，减肥的目的是减掉身上多余的脂肪而非水分。实际上，若减少了水分摄入，反而会降低减肥效果。因为脂肪的代谢和消耗也需要水分，体内缺水会影响脂肪代谢而起到相反的作用。

其次，人体在减肥过程中，往往会产生更多的废物，这些废物必须通过汗液、尿液及唾液排出体外。缺乏水分，这些废物难以排出，不但会影响减肥效果，而且还会对健康造成威胁。

简而言之，减肥不是一蹴而就的事，要在医生指导下规范进行，才能保证健康，避免反弹。

三、针灸何以能减肥

患肥胖症的人常表现为疲乏无力，动则气喘，行动迟缓，腹胀痰多，倦怠怕冷，少气懒言，容易出汗，甚至面部及下肢浮肿。中医认为，肥胖是脾失健运，痰湿中阻而致，也就是说，是由脏腑的功能失调和内分泌紊乱造成的。针刺可以通过调节经络气血，健脾利湿而达祛湿化痰的目的。现代医学研究证明，针灸能调节神经及血管，兴奋肌肉关节的活动，旺盛衰弱的内脏机能或抑制亢奋的内脏机能，刺激腺体的分泌，提高细胞的新陈代谢，调整血行，消散炎肿。可见，针灸对人体各部位生理机能均能起到刺激与调整作用。针灸减肥是通过调整内分泌功能，抑制胃肠吸收亢进，从而逐渐减去体内多余脂肪。

减肥常用有效穴：选用脾经、胃经、大肠经为主穴。

脾经穴——阴陵泉、血海、三阴交。

胃经穴——天枢、足三里。

大肠经穴——曲池、合谷穴。

面颊部加取颊车穴。

腹部加取中脘、梁门、气海、大横。

背腰部加取委中、承山、脾俞、胃俞。

上述穴位可以疏导经络，通调肠胃，健脾利湿，化痰消脂。操作方法：用毫针刺，留针30分钟，每日1次，依据肥胖程度每10~20次为1个疗程。每疗程可减3~5千克。

耳针减肥穴位：胃穴、脾穴、内分泌。

将中药王不留行籽放在耳穴上，再用胶布固定。每次餐前30

分钟按压上述耳穴 2～3 分钟，以有灼热感为宜。在针灸治疗的同时还应注意生活规律，坚持散步，适当控制饮食。

四、针灸减肥谨防五大误区

针灸减肥是通过传统的中医针灸方法，针灸身体相关穴位，达到调整机体内分泌功能而实现减肥的目的。针灸减肥具有相对安全可靠、无痛、无副作用、治疗方式简单等优势。

现代医学认为，单纯性肥胖多伴有内分泌紊乱，各种激素，尤其是胰岛素、性激素、肾上腺皮质激素等异常，可通过针灸调理，使之趋于正常。中医从脏腑辨证分析，肥胖主要与肝、脾、肾三脏的功能有关，通过针灸调理脏腑，可使肝、脾、肾脏之功能恢复正常。

针灸减肥常用的穴位有梁丘穴、公孙穴、内关穴等，对 20～50 岁的中青年肥胖者效果较好。

在针灸减肥治疗过程中，可能会出现厌食、口渴、大小便次数增多等，这些均属于正常现象。因为通过针灸治疗，机体的内在功能不断调整，促使新陈代谢加快，能量不断消耗，因而出现一些临床症状。等到机体重新建立平衡，这些症状就会消失。

目前，有些人对针灸减肥存在以下误解：

1. 效果每日可见

减肥不是减重，而是减脂肪。针灸减肥也是一样。超过标准体重越多，一般脂肪含量也就越多，针灸减肥的效果越明显。有的人本身超标不严重，因此减肥的效果也不那么明显。减肥效果还与是否全身都减有关，对于一些局部减肥，如腹部减肥，效果明显但减重不明显是其特点。任何减肥方法都须逐步调整，每个人对针灸的反应不尽相同，这需要持续治疗。

2. 针扎得越多越好

针灸需要专业操作，它有章有法，注重选穴。对减肥真正有作用的就十几个穴位，过多不但无效，选穴错误可能会造成不良后果。

3. 针灸容易感染

针灸用的针很细小，对皮肤来说，一般的针灸都是极小的创伤，正常人的机体修复一般很快，除非是贴了揿针，须注意避水外，其他体针对日常生活几乎没有影响，洗澡、游泳都不成问题。

4. 贴耳贴时不能洗头

贴耳贴时不是不能洗头，而是要注意尽量不弄湿耳朵。一般的耳针，之所以不能湿水，是怕胶布失去黏性；若是揿针，则需要避水，可以试着戴上耳套再洗头。

5. 针灸减肥一劳永逸

针灸减肥是对机体的调整，需要在反复治疗、不断强化中建立新的状态。医生建议，一般需要坚持3个月以上的密集和强压治疗（特别肥胖的则需0.5～1年），是慢慢调整的过程，当整个疗程停止后，体重基本上能保持1～3年的正常水平。

五、穴位埋线控血脂

单纯性肥胖是一种慢性代谢性疾病，系机体在饮食不节、摄食肥甘等因素的作用下，脏腑功能失调，导致水湿、痰浊、瘀热、膏脂等病理产物蕴积体内而致。患者常伴有胆固醇或甘油三酯升高，对身心健康和预期寿命颇有影响。用健运脾胃、化痰消滞法，选取穴位进行针刺埋线，配合中药内服治疗高脂血症，常常能够获得较好疗效。

取穴：天枢、中脘、丰隆、水分、大横、带脉、阿是穴（脂肪肥厚处）。

常规消毒局部皮肤，镊取一段1～2厘米长已消毒的羊肠线，放置在腰椎穿刺针针管的前端，后接针芯，左手拇、食指绷紧或捏起进针部位皮肤，右手持针，刺到所需的深度。当出现针感后，边推针芯，边退针管，将羊肠线埋植在穴位的皮下组织或肌层内，针孔处敷盖消毒纱布。10天1次，3次为1个疗程。

中药内服健运脾胃、化痰消滞方治疗。组方如下：茯苓皮15克，生姜皮15克，陈皮15克，泽泻15克。水煎，早晚温服。患者平时不宜进食辛辣刺激食物。

肥胖症治疗方法较多，但不少方法周期长，易反复，患者常因不能坚持而导致治疗失败。采取埋线疗法基于中医理论，利用羊肠线在穴位内产生持久的穴位刺激而发挥疗效。在实践中，选取健脾利胃的脾、胃经和任脉上的穴位进行埋线，可以有效控制食欲，增加肠道排泄、减少吸收，进而达到同时治疗肥胖症和高脂血症的目的。

六、当心减肥药吃出肾病来

当今社会肥胖儿越来越多，女孩子爱美，因此减肥成风，有些减肥者不分青红皂白，听说什么减肥药可以用，马上去买。但减肥药只对后天原因形成的肥胖有用，对有些先天性遗传的则可能带来危害。

专家发现，现在吃减肥药吃出肾病的人越来越多。有些减肥者为了减肥吃了很多药物、保健品，却不知慢慢地损害了肾脏功能。肾脏是人体重要的代谢排毒器官，也是与高血压及糖尿病等常见肾病、慢性肾炎密切相关的器官。“肾不好”着实困扰了众多患者。

20岁的王小姐半年前感到头晕，渐渐地出现各种奇怪的症状：恶心，呕吐，全身皮肤发痒，晚上难以入眠。王小姐到医院就诊，结果却让她难以接受——尿毒症。

仔细询问王小姐病情的时候，医生发现她患了尿毒症。原来2年前，王小姐开始服用含有马兜铃酸成分的减肥药，认为它既能减肥又能排毒。没想到，人虽然苗条了，肾脏却难堪重负，酿成了严重后果。

通过这个患者的减肥经历可以看出，市面上的减肥药物大多数含有西药成分，有泄泻、抑制胃肠吸收功能等作用，可以造成人体生理功能紊乱，影响健康，而且可能会导致肾脏受损，甚至出现急性肾衰竭。所以肥胖者不可随便乱吃减肥药，以免造成不可预料的后果，比如肾病。

第二节 针灸治疗面瘫

一、针灸治疗面瘫

面瘫患者进行面部肌肉的自主运动或被动运动锻炼，可促进面部肌肉功能的恢复。在肌电图确定有神经变性反应或肌肉失神经支配后，应早期开始运动治疗及自我按摩。患者可对着镜子自行锻炼，每日 1 次，每次 20～30 分钟。

1. 面肌训练的原则

肌力 2 级以下时可用手指帮助做被动运动；肌力 3 级以上时做主动运动，同时进行速度、灵敏度、协调性的训练。

2. 训练方法

（1）额肌：抬眉，做吃惊样的动作，蹙额，中指与眉平行放在眉毛上，让患者抬眉的同时上举患眉，另一手的手指压在健侧眉毛上限制健侧肌肉运动。

（2）皱眉肌：皱眉，两眉向中间集中，中指放在患侧眉毛内端向中间推，另一手的手指限制健侧运动。

（3）眼轮匝肌：用力闭眼，将中指压在眉毛上（眉弓上）轻轻向下方推，眼睑闭合。注意勿使中指压到眼球。用另一手抑制健侧闭眼动作。

（4）鼻根肌、鼻肌（翼部、横部）、鼻中隔下降肌：前者可令患者皱鼻根部来完成；后者可令患者张大鼻孔，伸长鼻下部位来完成。

（5）提上唇肌：让患者提上唇，并向前突出，治疗者将食指、中指放在患者上唇缘处，把唇向鼻孔处轻轻上提。健侧上唇要用手指抵住限制其活动。

（6）提口角肌：让患者示齿，引口角向上后方，治疗者手指可向上方牵拉口角以助麻痹侧口角上提。

（7）笑肌、颧骨肌：让患者像笑时那样引口角向外上方，将食指稍放入患侧口角内或放在口角上向外牵拉。注意限制健侧运动，可给健侧口角一些阻力来完成。

（8）颊肌：闭嘴引口角向后，指尖可放在口角上向后牵拉。注意限制健侧口角的运动。

（9）口轮匝肌、颏肌：让患者将上下唇噘起，用手指由上或下唇的下外方向中央推挤口唇。在健侧上下唇施加阻力限制其运动。

二、面瘫急性期的针刺手法

面瘫是一种临床常见的神经系统疾病，分为急性期、恢复期、后遗症期。针灸治疗面瘫有着相当长的历史。多数针灸医家认为，急性期即发病的第1~7天，是治疗面瘫的最佳时机，而且越早越好，只要手法得当，对面瘫的治疗都能起到积极作用。

《灵枢·终始》曰："脉实者，深刺之，以泄其气；脉虚者，浅刺之，使精气无得出，以养其脉，独出其邪气。"面瘫多由风寒风热之邪乘虚侵袭面部经络，致气血痹阻，经络功能失调，筋肉纵缓不收而致口眼歪斜。急性期时，面部脉络空虚，病邪在表，病位尚浅，邪正相争，面部症状明显，故应以面部患侧少取穴，将阳白、鱼腰、攒竹、丝竹空、四白、地仓、迎香、颊车、承浆，分为2组交替选用，手法不宜过重，刺激量应小，采用浅刺法；远端多取双侧合谷穴。恢复期强刺激，以激发经气，疏通经络，调和气血，祛除病邪。

风寒型加足三里穴，风热型加厉兑、大椎，气血不足型加关元、气海。

三、黄芪桂枝五物汤治面瘫

某女，47岁，2010年7月9日初诊。

患者2周前某日清晨起床后，突感左侧面部不适，发现饮水时口角漏水，咀嚼食物时食物滞留于左侧齿颊之间。餐后对镜观察发现，嘴角已明显向右侧歪斜，左眼睑不能闭合，流泪，鼓腮时口角漏气，左侧鼻唇沟明显变浅。当地卫生院诊为面神经麻痹（面瘫），经输液、针灸治疗，未见明显好转，来院要求服中药治疗。

诸症如上所述，舌质淡红，舌体略胖，苔薄白，脉浮缓。证属正气不足，络脉空虚，营卫失调，风邪乘虚而入，伤气血，中脉络，致使气血瘀阻，而发斯证。

治宜益气温阳，活血通络，方选黄芪桂枝五物汤加味：黄芪35克，桂枝15克，赤芍15克，当归15克，羌活15克，防风15克，全虫3克（冲服），白僵蚕15克，生姜7片，大枣12枚。5剂，水煎，早晚温服。

5剂药尽，饮水时口角漏水消失，诸症明显好转。药已中的，原方继进10剂，诸症消失，康复如初。告愈。

本案属正气不足，脉络空虚，营卫失调，风邪乘虚而入，伤其气血，阻其脉络，致使气血瘀阻，而发斯证。药用黄芪桂枝五物汤益气温阳，行气活血，当归、赤芍养血活血通络，乃治风先治血，血行风自灭之意；防风、羌活祛风散邪；全虫、白僵蚕乃虫蚁之属，有活血通络、祛风解痉之功。诸药合用，阳气通，气血行，风邪祛，脉络通，邪去正复，其证乃愈。

四、早春防面瘫

面瘫也称面神经麻痹，在冬季及冬春之交气候变化无常、忽冷忽热的时节易发病。面瘫病因很多，大多数患者是因风寒之邪侵犯面部，即面部长时间受过冷刺激，而造成面部经络气血不通，面神经因缺血而麻痹，受面神经支配的面部表情肌因营养不足而出现功能障碍，导致面瘫。很多年轻的患者是长期在寒风中骑摩托车或在坐车、工作时开窗，面部直吹冷风造成的。面瘫多表现为：口角歪斜且不能闭合，眼睛闭不上，脸部一侧松弛，流口水，流眼泪，眉毛抬不起来，耳后疼痛等。

中医针灸对面瘫治疗效果较好，它是通过兴奋面部神经，扩张血管，调节局部气血经脉，使之充和调达，从而达到促进血液循环，消炎镇痛的效果。

面瘫的中医治疗一般经历3个阶段：早期治疗以祛风通络、解毒为主，针刺治疗的同时辅以艾灸（即用艾条在面部缓慢熏患部肌肉）、拔火罐（需在医生指导下治疗）、理疗等疗法；中期治疗给予针灸及活血通络的药物治疗，例如中药牵正散加减等；后期治疗给予养血通络等针灸治疗。

在治疗过程中患者要注意：晚上用热毛巾敷脸，每次15分钟，每天2次。减少光源刺激，如电视、电脑、紫外线等，因光源刺激可影响瘫痪肌肉的恢复。忌食辛辣刺激食物，如蒜、葱、海鲜、麻辣火锅、浓茶等。

多食富含维生素的新鲜水果、豆制品、大枣等。冬天可用热水泡脚并加以按摩。多进行功能性锻炼，如抬眉、双眼紧闭、鼓腮、努嘴等。适当运动，充足睡眠。

面瘫如能及时治疗，大多能够痊愈，但如果治疗不及时，面神经功能恢复不彻底，会出现面瘫后遗症。早春季节天气极不稳定，是面瘫的多发时节，要想不受面瘫之苦，科学预防是关键。特别提出如下预防措施：①早春早晚温差大、室内外温差大，人们（特别是自身抵抗力弱的人）外出时要特别注意保暖，不要长时间“春风拂面”，以免后患。②骑摩托车、自行车时一定要戴口罩防护面部，开车或坐车时不要摇下车窗，让风直吹面部。③疲劳之时或洗浴后，不能再受风。④晨练（尤其是老年人）需待太阳出来后进行，不要过早在寒风中锻炼。⑤如感到面部不适，应及时就医，不要拖延。

五、面瘫自我防治方法

面瘫的主要原因是面神经炎，是面神经的非细菌性非化脓性炎症，是一种常见病、多发病。多因局部受风吹或着凉而起病，故通常认为可能是局部营养神经的血管因受风寒而发生痉挛，导致面神经组织缺血、水肿、受压而致病。面瘫的治疗包括药物治疗、针灸和理疗等。轻、中度病例经积极治疗，多可在1～2个月内恢复；重症病例恢复多不完全，主要遗留的症状为抬眉不完全或没有恢复，口周围肌包括提上唇肌、口轮匝肌及下唇方肌恢复不完全及留有后遗症：联带运动、挛缩、上睑下垂、倒错、鳄鱼泪及面肌痉挛。在治疗期间，病人在接受针灸、药物等中西医综合治疗的同时，回到家里积极配合自我按摩和表情肌康复训练，会起到事半功倍的效果，使面瘫早日康复。

1. 自我按摩

（1）全面部按摩：病人先将两掌心相互摩擦至掌心发热，贴于两侧面颊，自下而上推擦至眉间，然后分开向两眉梢，再经耳前向下至下颌。如此反复推擦数十次，至面颊部发热为度。

（2）穴位按摩：用较轻的手法按揉患侧阳白、四白、太阳、迎香、下关、颊车、颧髎、牵正、地仓、承浆等穴；用较重的手法按揉颈部的风池穴，上肢的合谷及下肢的足三里、太冲等穴，每穴揉按0.5～1分钟。

（3）捏拿面部肌肉：一手固定健侧面部，并稍向下用力使歪斜的口眼外观得以纠正，另一手在患侧面部按三线一圈进行面肌的捏拿。三线指承浆—翳风、地仓—听宫、迎香—太阳3条线。捏拿时，拇、食二指分别按在2个穴位上，轻轻用力，慢慢向中间合拢，反复多次，直至木僵的面肌变得柔软、潮红。一圈是指用中指、无名指在患侧眼眶周围缓缓打圈，反复多次。

2. 表情肌康复训练

患侧面部表情肌出现运动后，进行有效的表情肌康复训练可明显提高疗效。面瘫时主要累及的表情肌为枕额肌额腹、眼轮匝肌、提上唇肌、颧肌、提口角肌、口轮匝肌和下唇方肌。进行这些主要肌肉的功能训练，可促进整个面部表情肌运动功能恢复正常。训练时应根据患者的不同症状选择治疗方法，每日训练2～3次，每个动作训练 10 ~ 20 次。具体训练方法如下：

（1）抬眉训练：患者上提健侧与患侧的眉目，有助于抬眉运动功能的恢复。

（2）闭眼训练：患者开始时轻轻地闭眼，两眼同时闭合 10 ~ 20 次。如不能完全闭合眼睑，露白时可用示指的指腹沿着眶下缘轻轻地按摩一下，然后再用力闭眼 10 次，有助于眼睑闭合功能的恢复。

（3）耸鼻训练：有少数患者不会耸鼻运动，训练时应注意往鼻子方向用力。

（4）示齿训练：患者口角向两侧同时运动，避免只向一侧用力而练成习惯性的口角偏斜运动。

六、针灸治愈妊娠面瘫

高某，女，29 岁，孕 33 周，2011 年 11 月 27 日初诊。

患者因疲劳加之防护失宜，晨起自觉右侧面部肌肉板滞、麻木并伴有冰凉感，漱口时，口角漏水。说话言语不清，舌尖味觉迟钝。查：右额纹消失，眼裂变大，露睛流泪，右鼻唇沟变浅，口角下垂歪向健侧，病侧不能皱眉、蹙额、闭目、露齿、鼓颊。右耳后翳风穴处压痛明显。测血压：110/70mmHg。诊为妊娠面瘫，予以针刺。

针刺治疗选穴：攒竹、四白、颧髎、颊车、地仓、迎香、翳风、印堂。宗《黄帝内经》“故邪风之至，疾如风雨。故善治者治皮毛，其次治肌肤”之意，攒竹、四白、颧髎、颊车、地仓、迎香诸穴均行毫针浅刺，即刺其皮部。翳风施以泻法，足三里施以补法，印堂穴平补平泻。每日针刺治疗 1 次，留针 20 分钟。

治疗至 2012 年 2 月 2 日。查：右侧鼻唇沟略有恢复，右眼已能闭合，病侧能做蹙额、露齿、鼓腮等表情。右耳后翳风穴处压痛亦明显减轻。唯张口及微笑时，右侧口角歪斜感明显。自诉漱口无口水流出。后又行针刺治疗 3 次，余症俱除。

前后共计行针刺治疗 10 次，回访患者，孕 40 周顺产一男婴，母子均健，产后半年余未见复发。

面瘫的发病无明显的种族、地域、年龄、性别及季节差异，针灸治疗面瘫具有卓效，是安全有效的首选治疗手段。该例妊娠面瘫患者的实例充分证明了这一点。对于针刺取穴，四总穴虽有“面口合谷收”之说，但古籍有“补太阴，泻阳明而下胎”的记述，为慎重起见，不取合谷。

第三节　针灸美容与防风通圣丸在皮肤科的应用

一、针刺治唇风

张某，女，16 岁。

病史：口唇干裂、灼烧样疼痛半年余。西医诊断为唇炎，口服维生素等西药效果不佳。

诊见：口唇干裂，呈烧灼痛，下唇略肿胀，口干口苦，心烦。形体偏瘦，纳食尚可，大便干燥，小便黄，舌苔黄白相间，脉细滑。中医诊断：唇风，证属脾阴不足，虚热内生。嘱患者少食辛辣燥热之品，避免舔唇、咬唇动作。予针刺治疗，以健脾滋阴、清内热为法，取穴：足三里、复溜、三阴交、内庭、劳宫。每周治疗 3 次，共治疗 24 次，患者口唇干裂、疼痛消失。

唇炎相当于中医“唇风”范畴，脾开窍于口，其华在唇，足阳明胃经挟口还唇，本病多为脾胃热酝日久，阴血受损，唇失所养而致。综观此患者舌脉症，乃因脾阴不足而生内热，口唇失于濡润，以致唇干裂、肿胀、疼痛，胃火循经上扰则口干口苦、心烦，故取足三里以调理脾胃、扶正培元，取内庭以清降胃火，取复溜以滋阴润燥，取三阴交以健脾益气、滋阴养血，取劳宫以和胃降逆、清心泻火。诸穴配伍，共奏滋脾阴、清内热之功效。

二、防风通圣丸可用治多种皮肤病

防风通圣丸处方来源于《宣明论方》，具有表里同治、内外分解的作用，用于治疗外感风邪，表里俱实引起的恶寒发热，头痛眩晕，鼻塞，便秘等证。近年来在皮肤科多有应用。

治扁平疣：每次 10 克，每日 2 次，温开水送服，1 周为 1 个疗程，一般 1 ~3 个疗程即可见效。

治痤疮：每次 9 克，每日 3 次，30 天为 1 个疗程。全身症状明显者加服牛黄解毒片。

治荨麻疹：每次 6 克，每日 2 次。营卫和、表里畅，则荨麻疹自除。

治斑秃：每次 6 克，每日 2 次。另用白酒 500 克浸半夏 60 克，浸液涂擦患处，每天早晚各 1 次。

治多发性疖病：每次 9 克，每日 3 次，5 天为 1 个疗程，一般用 3 个疗程。

三、五味消毒饮治带状疱疹神经痛

孔某，男，51岁，2011年6月13日初诊。

患者自述1个月前，右上肢发生4处大小不一的条状红色皮损，内有较多绿豆粒大小丘疱疹簇集分布，疼痛剧烈。本地卫生服务站予更昔洛韦、聚肌胞注射，服甲钴胺、维生素B_1、芬必得，外用阿昔洛韦乳膏、氧化锌洗剂，皮疹干涸消退。但上述部位遗留神经痛的症状却有增无减，仍阵发性剧烈疼痛，甚时如针刺状，难以忍受，晚间不能安眠。

查见上述部位皮损处肤色仍红，触之灼热。口干口苦，舌质红，苔黄，脉数。诊断为带状疱疹遗留神经痛。证属皮疹处余热毒邪未得及时清解，蕴结所发。治则：清热解毒为主，佐以止痛。用五味消毒饮加味：金银花30克，蒲公英30克，紫花地丁30克，野菊花9克，天葵子10克，板蓝根30克，大青叶12克，贯众10克，牡丹皮10克，知母12克，黄芩10克，延胡索12克。水煎服，每日1剂。外用处方：牡丹皮30克，大黄30克。水煎约500毫升待凉，纱布蘸药液稍拧至不滴水为度，敷于患处，每日数次，或有热痛即敷，不拘次数。嘱其忌食辛辣之物。

二诊：服药9剂后，右上肢疼痛症状大减，口中干苦症状消失，夜间基本能入眠，皮损处色转淡红，触之灼热症状已无，余症俱轻。方中去知母、黄芩，金银花、蒲公英、紫花地丁、板蓝根减为20克，野菊花减为6克，续服9剂。停外用药。

三诊：皮损处恢复正常肤色，疼痛症状消失，诸症获愈。

本例带状疱疹，始用抗病毒西药常规疗法，丘疱疹虽然消退，却遗留了神经痛症状，诸症辨属火热毒邪未得及时清解，蕴结而发。热不清，毒不解，肌肤难以安宁，故取五味消毒饮加味。方中金银花甘寒，清热解毒消炎；蒲公英、紫花地丁苦寒，长于清热解毒；野菊花苦寒，清热解毒消肿；天葵子苦寒，清热解毒；板蓝根苦寒，清热凉血解毒抗病毒；大青叶苦、大寒，清热解毒抗病毒；

贯众苦寒，寒能清热，且可解毒；牡丹皮苦寒，清热凉血；知母、黄芩苦寒，清热泻火滋阴；延胡索苦温，散瘀止痛。全方具有清热泻火解毒、抗病毒止痛之功，因而收效良好。

第五节　针灸治疗颈椎病

一、经验穴治颈椎病颈痛

颈椎病颈痛属中医的项痹范畴。痹，有闭阻不通的含义。凡因外邪侵袭经络，气血闭阻不畅，而引起肢体关节处出现酸痛、胀、重及屈伸不利等症状，名为痹证。颈椎病的病因和发展，与体质有关，多为风寒湿热之邪深入，留恋颈项筋骨血脉，加之营卫气血渐弱，肝肾渐衰，血脉壅滞，易发颈椎病。而外伤及劳损，也会致颈部气血瘀滞，日久血瘀痰聚，累及肝肾督脉而成。

颈痛是颈椎病最常见的症状，针灸治疗颈椎病颈痛效果肯定，且副作用少。经验穴（风椎穴）位于双侧大椎与风池连线的中点，采用2寸毫针向脊柱方向斜刺，深度1～2寸，并加用温针灸1～2壮。

常规取穴：双侧颈夹脊穴（病变节段）、双侧风池、双侧肩井、双侧外关、大椎。

配穴：头晕明显加百会、风府、四神聪。

耳鸣明显加翳风、听宫。

视物不清明显加睛明、四白。

肩部、上臂放射性疼痛可加肩髎、曲池、合谷。

督脉与膀胱经皆夹脊而行，督脉别走太阳，与膀胱经相互联络，共主一身之阳。双侧风椎穴（经验穴）位于颈项部，在膀胱经与督脉之间，为颈椎病病位所在，故通过针刺风椎穴能调节督脉及足太阳经经气，从而使颈部经气畅通，减轻或消除疼痛。针灸治疗颈椎病颈痛的临床疗效观察显示，其具有良好的临床疗效，且疗效持续。

二、白领颈椎保健有诀窍

颈椎病是一种慢性退行性疾病，以往多见于中老年人，近年来有年轻化的倾向，尤其是伏案工作强度大的办公室工作人员。颈椎病症状复杂，主要症状是颈部疼痛、板滞，伴有上肢的疼痛麻木、头痛、头晕、耳鸣等。

一些人喜欢用笔记本电脑，殊不知笔记本电脑在人体工程学方面存在严重缺陷：屏幕与键盘之间距离太近，僵着脖子低头看屏幕，可造成颈部肌肉损伤；将机器抬到眼睛适合的位置，又可能造成肩膀和手臂肌肉劳损。

提醒广大白领阶层，颈椎保健应从点滴做起，通过日常工作、生活中的自我保护预防颈椎病的发生。鉴于颈椎病大多是由于姿势不够端正、长时间保持一个姿势等造成，因此在长时间工作时，要主动进行自我调节，通过适当的活动、按摩等预防颈椎病的发生。长时间工作间隙时不妨做做保健操。

三、肌肉劳损会诱发颈椎病

颈椎病是指由于颈椎间盘退行性变、颈椎肥厚增生及颈部损伤等原因，引起颈椎骨质增生、椎间盘突出和韧带增厚，刺激或压迫颈部脊髓、神经、血管而产生一系列症状的临床综合征。

颈椎病的主要症状是颈肩酸痛可放射到手臂、手指，脖子僵硬、活动受限，手指发麻、握物无力，头晕恶心呕吐，严重者下肢无力，步态不稳或如踩棉花感，甚至出现大小便失控、性功能障碍及四肢瘫痪。

“办公室一族距离颈椎病只有 1 厘米”，是对目前颈椎病现状再恰当不过的比喻。整天面对电脑或办公或游戏或看书或看影视剧，生活越来越程式化重复，长时间用一种不正确的姿势，颈椎病自会如影随行而来。

颈椎病虽是骨骼、关节、肌肉、椎间盘及韧带退行性变的综合结果，但在诸多病因中，肌肉劳损是诱发颈椎病的直接原因。因为在正常情况下，控制颈椎4个方向的肌群是处于动态平衡状态的，并且张弛有度、伸缩自如，以此维护了颈椎自然的生理曲度。而当长期保持低头姿势时，头颅重心前移，颈后肌群因需牵拉前移的头颅而过度负荷，长此以往，肌肉平衡状态被打破，颈后肌群发生慢性劳损，随之颈椎曲度改变，失去稳定性后造成骨质增生、椎间盘突出或韧带增厚，并压迫脊髓、神经及椎动脉，发生颈椎病。

人体颈椎好比帆船的桅杆，控制颈椎活动的肌肉好比固定桅杆的绳索，如果绳索出问题，桅杆自然不会稳定。

如何在日常生活中预防颈椎肌肉劳损，防止患上颈椎病呢？建议如下：

伏案工作不宜持续时间过长。超过2小时低头工作，会造成颈椎椎间隙内高压短时间内难以有效缓解，加重加快颈椎退变；使用电脑时双眼平视屏幕，头部与屏幕保持一定距离，让颈椎充分放松；在电脑前每30～60分钟需活动颈椎（做抬头、低头、左侧屈、右侧屈各10次）再继续工作，让颈部劳逸结合。

注意颈肩部保暖。头颈部不要对着吹冷空调，冬季戴围巾，尽量减少在气温过低或寒冷潮湿条件下长期低头伏案工作时间。

纠正不良姿势和习惯。保持良好坐姿、站姿与睡姿，不躺着和窝在沙发里看书，旅行途中坐位时不打瞌睡和深睡眠。

睡觉时枕头不过高也不过硬。高度10厘米左右或与自己立拳高度一致，中央应略凹进使颈部充分接触枕头并保持略后仰不悬空。习惯侧卧位者应使枕头与肩同高。

上肢避免提重物。当上肢提重物时，力量可经过悬吊上肢的肌肉传递到颈椎，使颈椎受到牵拉，增加颈椎之间的相互压力。

加强颈肩部肌肉锻炼。工作休闲之余做做颈椎操，既缓解疲劳，又有利于维护颈椎稳定，增强颈肩顺应变化的能力。步骤如下：

（1）站直，肩膀垂向下，目视前方，保持头部和下颚水平，将头部尽量后仰，在极限处保持 3 ~ 5 秒后头部回到中立位，重复 10 次。

（2）坐位，头部先缓慢转向左侧，让右侧颈部伸直后，保持 5 秒。再缓慢转向右侧，让左边颈部伸直后，保持 5 秒。反复交替做 10 次。

（3）坐位，头颈缓慢向左肩倾斜，尽量使左耳贴向左肩，保持 5 秒后头部返回中立位，再向右肩倾斜，同样右耳要贴向右肩，保持 5 秒后再回中立位。

及早彻底治疗颈肩肌肉软组织劳损，进行牵引、理疗、推拿按摩、针灸等治疗，防止发展为颈椎病。

四、哪些人易患颈椎病

颈椎病是一种现代常见病，随年龄增加发病率递增。颈椎退变多发生在下颈段，以多节段发病为主，原因有劳累、外伤、风寒长期侵袭、职业劳损及枕头使用不当等。

多数病人有反复落枕史或头颈部外伤史。颈部活动度大，长期低头工作，不正确的姿势，如坐姿、站姿及长时间以同一姿势伏案工作或其他劳动等，都可加速颈椎退变；不合适的枕头也会引起颈部韧带、肌肉受力不平衡而易于劳损，高枕者颈椎病发病率较高；风寒、潮湿的侵袭，可引起局部血管肌肉的反射性及退变，影响局部血液循环，久而久之可造成颈部组织变性及退变，也可诱发颈椎病急性发作；外伤可诱发颈椎病的急性发作或使病情恶化。

颈椎病的发生和发展是个长期过程，其发病除颈椎解剖生理特性外，与身体素质、生活习惯、职业、环境因素也有关。头颈部长期处于同一姿势、头颈部活动幅度大且频繁，以及从事颈部易受伤职业的人员得颈椎病的概率高于其他职业；长期紧张工作、生活不规律、思想高度紧张者，也是颈椎病的高发人群。

长期伏案低头工作的人，包括学生、电脑操作员、文秘职员、财务人员、设计师、外科医生、教师、电焊工、仪器检修工人、刺绣工以及缝纫工等易得颈椎病；头颅部频繁活动的职业，如经常抬头观察、记录等可以引起颈椎各部分的劳损；颈部易受伤的职业或颈部活动与受力过多的人，如杂技演员、驾驶员、运动员等需预防颈椎病。

近年来多项调查显示，青少年颈项部疼痛不适等症状的患者比例不断走高，摄X片可发现颈椎有轻度退变表现。主要是由于长期伏案读书、写作业，导致颈项部肌肉劳损。学习时坐姿不正确，书包沉重也是重要原因。

五、中医综合疗法治颈椎病

颈椎病又称颈椎综合征，是一种以颈椎退化增生，颈部长期慢性劳损产生炎性反应刺激神经引起的疾患。根据受累组织的不同，分为颈型、神经根型、脊髓型、交感型、椎动脉型和混合型。神经根型颈椎病是颈椎病最常见的一种，占颈椎病的60%~70%。

中医认为该病属项痹。清代张璐在《张氏医通》中说：“肾气不循故道，气逆挟脊而上，致肩背痛……或观书对弈久坐致脊背痛。”

颈椎病的治疗方法较多，有按摩、枕颌带牵引、戴围领或颈托、针灸、练功疗法、药物治疗等，可根据病情轻重选择应用。

颈椎牵引：大部分神经根型颈椎病患者非常适合颈椎牵引。有效的颈椎牵引可以扩大椎间孔及椎体间隙，减轻神经根压迫和刺激，促进病变组织的修复，从而达到治疗目的。最常用枕颌带牵引，以颈椎前屈15度~20度、牵引重量3~12千克、牵引时间10~20分钟最为常见。应充分考虑个体差异，如年老体弱者宜小重量、短时间牵引。此外，牵引配合理疗效果较好。

按摩：基本手法取揉法、归合法、揉捻法、叩击法、拿法，套路手法有牵引揉捻法、拔伸推按法、旋转法。手法同时配合穴位按摩，以大拇指按揉风池、风府、大椎、天宗、合谷，每穴1分钟，再拿捏双侧肩井部1分钟。

针灸：基本穴位取颈夹脊、外关、悬钟、压痛点，配穴加大椎、后溪。

佩戴颈围领：急性期每天佩戴，时间约4周，4周后间断佩戴。

练功疗法：由于在日常生活和工作中，颈部前屈活动较多而后伸不够，因此，颈部练功应重视后伸体位的各种练功方法，如前屈后伸、左右旋转、左右侧屈，各做10～20次。

中药治疗：采用温经活血、补中益气、调和气血、通络止痛的方法，辨证用药治疗。中成药可选用木瓜丸、舒筋活血片、疏风定痛丸等。方剂可用蠲痹汤加减内服，药渣炒热布包热敷颈部。

笔者体会，以上方法根据当地医疗条件，灵活选用3～4种综合治疗，可取得事半功倍之效。

六、40岁后慎按颈椎

受工作环境的影响，许多上班族每天都要长时间面对电脑进行高强度的工作，所以颈椎出问题的概率也明显增加。每到此时，不少人喜欢去按摩机构将自己僵直的脖子和酸疼的腰“松一松”。但是，不专业的脊椎按摩可能会加重脊椎关节错位，还有可能导致更严重的后果。

依靠按摩，只能起到缓解颈椎疼痛的作用，很难达到根治的效果，尤其是中老年朋友，感觉颈部不舒服的时候，一定不要盲目按摩，应该先去正规医院进行系统临床和影像学检查。40岁以上的人最好不要做颈部强力按摩，有下列情况的人按摩不当有可能加重病情，甚至有可能导致瘫痪。

（1）骨质疏松导致的颈椎疼。

（2）由于肿瘤、炎症、颈椎滑脱等引发的颈椎疼痛。

（3）椎管狭窄、椎体不稳、骨质增生等退变引发的颈椎疼痛。

当然，也不是所有的颈椎不适都不能按。如果是由于肌肉疲劳引发的颈部疼痛，可以做一些肌肉松弛性的按摩，但按摩地点的选择很重要，按摩院、美容院等场所的按摩人员大多没有经过专业培训，用按摩、踩背等方式治疗颈椎疼痛是非常危险的。而正规医院的按摩医生是具备医学专科以上的学历并经考试获执业医师资格者，所以最好去专业的医疗康复机构，选择有专业证书、专业知识的医务人员。

如果要比较彻底地治疗颈椎病，需要根据病情轻重选择合适的治疗方法：轻度颈椎病可到医院做牵引、理疗，加上吃药、外用药治疗，如果无效可以采用微创治疗；如果是严重颈椎病，则需要手术治疗，这样才能达到根治的目的。养成良好的生活习惯对于防治颈椎病很重要，平时在工作时避免长时间保持一个姿势，操作电脑1个小时就应该休息一会，休息时做颈部活动和仰头的动作。适当地抬高电脑屏幕，或者降低座椅，调整到更舒适的体位，也有一定作用。另外，睡觉要选择合适的枕头，枕头最好不要太高，也不能不枕枕头。

七、寒冷刺激易加重颈椎病

进入冬季，天气转寒，因颈椎病而就诊的群众也随之增加。实际上，近年来颈椎病呈现出发病率上升、患者低龄化2个特点。以前该病被看成是老年病，但随着电脑的普及，再加上看书、写字姿势不正确等，越来越多的年轻人也加入颈椎病人群的行列。而该病受天气影响较大，遇冷受凉会加重病情。颈椎病作为一种常见病，人们应如何看待？如何防治？

长期伏案工作易发颈椎病

颈椎病是由于人体颈椎间盘逐渐发生退行性变、颈椎骨质增生、颈椎正常生理曲线改变后引起的一组综合症状，其发病原因多种多样，如年龄因素、慢性劳损、外伤、咽喉部炎症、代谢因素等，在颈椎病的发病过程中起着重要作用。因此，老年人、长期伏案工作的人，以及有不良生活习惯者，如长时间玩麻将、打扑克、看电视等人群，最容易受到颈椎病困扰。

那么，普通人如何凭症状判断自己是否患有颈椎病？西安市中医医院张晓峰主任医师指出，颈椎病的主要症状是颈肩痛，放射至

头枕部和上肢，少数有眩晕，或一侧面部发热、出汗异常等症状。具体来说，患者有脖子发僵、发硬、疼痛，颈部活动受限，肩背部沉重、肌肉变硬，上肢无力、手指麻木、肢体皮肤感觉减退、手里握物有时不自觉地落下等表现；有些人出现下肢僵硬，似乎不听指挥，或下肢绵软，犹如在棉花上行走；另有一些人有头痛、头晕、视力减退、耳鸣、恶心等异常感觉；更有少数者出现大小便失控、性功能障碍，甚至四肢瘫痪等表现。

寒冷刺激易加重颈椎病

中医认为，颈、肩、臂痛等多属于痹证，通常认为是外伤、风寒湿邪侵袭、气血不和、经络不通所致，而头晕、目眩、耳鸣则与痰浊、肝风、虚损有关。从西医角度看，由于颈部肌肉大都暴露在外，容易受到寒冷天气的刺激，使局部肌肉保护性收缩，从而导致颈部张力增高，易使颈部力量失衡，颈部肌肉紧张痉挛，进而压迫神经、血管，致使颈部疼痛不适。如原来颈部已有病变，更容易诱发颈椎病。

日常精心养护颈部

在颈椎病患者的日常生活中，应该注意些什么？首先，床铺不要过软，应该选用透气性好、柔软、富有弹性的床垫，或者是火炕、木板床等。其次，枕头要高低合适、软硬适中，有一定的弹性和保暖性，枕芯最好选用羽毛。对正常人而言，枕头的高度及软硬度与每个人的胖瘦、肩膀的宽窄、脖子的长短有关，以舒适为度，没有统一的标准。一般来说，单人枕头以超过自己的双肩宽 15 厘米为宜。再次，要保持正确的睡姿，以仰卧位和右侧卧位的睡姿为好，这样四肢自然伸直或微曲，全身肌肉放松，有利于消除疲劳。最后，进行适当的日光浴，能缓解症状，增强体质，促进功能恢复。

颈椎病患者因疾病的特殊性，在日常饮食中应把握以下原则：一是合理搭配。主副、粗细、干稀搭配的全面营养可满足人体的需要，促进病人康复，维持正常人体的需要。二是对症进食。由于颈椎病是椎体增生、骨质退化疏松等引起的，所以颈椎病患者应以富含钙、蛋白质、维生素B族、维生素C和维生素E的饮食为主。三是饮食有度。不要暴饮暴食。

颈椎病发病原因复杂，因此预防要从日常生活习惯开始。一要纠正生活中的不良姿势，防止慢性损伤。二要严防急性头、颈、肩外伤。头颈部跌仆伤、碰击伤及挥鞭伤，均易发生颈椎及其周围软组织损伤，直接或间接引起颈椎病，故应积极预防。例如，乘坐快速交通工具，要注意保护自己，不要在车上打瞌睡，避免颈椎外伤。三要注意颈部保暖。颈部受寒冷刺激会使肌肉血管痉挛，加重颈部板滞、疼痛。一旦出现颈部疼痛等症状时，要早诊断、早治疗，以免延误病情。

八、骨碎补药枕方治颈椎病

方药组成：骨碎补50克，葛根30克，威灵仙30克，羌活30克，桂枝30克，白芷30克，当归30克，党参30克，细辛20克，川芎30克。共研粗末，装入布袋中做枕芯，每晚做枕用，每月更换1次，连用2~3个月。

颈椎病辨证多分气滞血瘀、风寒湿痹、肾督亏虚、痰湿互阻等型，治疗一般予补气活血，祛风散寒，逐湿通络，补肾壮督，化痰止痛，长期运用，多收显效。然临床上在治疗该疾病时，一般少用内服药物，多以骨碎补为主药的药枕外用，既能收到与内服药物相同的效果，同时也避免了内服药物对胃肠造成的不适。正如古人云："外治之理，亦即内治之理，外治之药，亦即内治之药，所异者法耳。"此方运用方便，花费较廉，真正体现了中医药之简便廉验之优势。

烤骨碎补又称猴姜、毛姜、申姜，为临床习用之品，性味苦温，归肝、肾二经，有补肾强骨、活血止痛之效。现代医学研究认为，其能延缓关节软骨退变，抑制新骨增生，似与其补肾、活血等功效相为吻合，与诸补气活血、祛风散寒、逐湿通络、补肾壮督、化痰止痛之品配合使用，对颈椎病有明显改善作用，值得医者重视。

第六节　针灸治疗腰腿痛

一、针灸治疗产后风

产后风是产妇在产褥期内起居不慎，感受风寒后出现的肢体关节疼痛、麻木、活动不利等一系列临床表现。其主要机理为产后失血过多，营血亏虚，四肢百骸经脉失养，风寒湿邪入侵，气血凝滞，表现为经络阻滞或经脉失养。产后风与痹证相似，但病在产后，与产褥期生理密切相关。一般在产后 8 周出现症状，如果放任不管，有可能持续数月甚至数年。

针灸配合中药内服治疗产后风有很好的疗效。针灸有通经脉、调气血、止疼痛、疏风散寒等功效。针灸穴位以督脉为主，常用的穴位有大椎、腰阳关、膝阳关、足三里等。针灸同时配合艾灸，每次 30 分钟；还可配合拔罐、局部穴位注射（主要使用当归或丹参注射液等活血化瘀类药物）。

二、有骨刺不一定是关节炎

骨性关节炎是常见的退行性关节软骨疾病，中老年人特别是女性发病率高。根据调查，我国骨关节炎患者人数约占全国总人口数的 3%，成为仅次于心血管疾病导致工作生活能力降低或丧失的第二大疾病。我国正步入世界老龄化国家行列，骨关节炎发生率还会继续上升。

骨关节炎是指关节软骨的磨损速度，远远超过软骨自身的修复能力，变得越来越薄、不平滑、粗糙、糜烂、剥脱，导致软骨下的骨质暴露，磨损小的软骨面增生肥厚。当出现这种情况时，关节软骨为适应这种力学变化，骨细胞开始增生，进而骨化形成骨赘，或者关节失稳后刺激骨膜形成新骨，也就是百姓所谓的骨刺。

患有骨性关节炎时，关节一定会长骨刺。因随年龄增加出现磨损，不能再生或再生能力非常差，磨损到一定程度，如果有脱落软骨（脆骨）片，会引起滑膜炎症疼痛；如果有神经支配的软骨下骨外露，就会出现因为磨损摩擦而导致的关节疼痛。

反之，当关节长骨刺后，并没出现疼痛和活动障碍时，不一定就是关节炎。就像人上了年纪会出现白头发、长皱纹一样，骨头老了也会长骨刺。因而，骨刺有时就是一种自然的生理退变现象，无须过分担心。但正如白发可以染黑、皱纹可用护肤品延缓一样，长了骨刺可以通过控制体重、劳逸结合让关节休息、合理运动而不剧烈、科学补钙等方式，延缓它的生长速度。千万别因为忽视，让生理现象演变为病理反应而致病。

骨关节炎属中医学骨痹、筋伤范畴，《素问·痹论》曰："风寒湿三气杂至，合而为痹也。"故一般认为该病之患体以虚弱为本，气血不足，肝肾亏损，而风寒湿之邪乘虚袭入骨节，引起气血运行不畅，经络阻滞，或瘀血阻络，阻于骨节、筋脉，皆可发病。

骨痹主要由于正虚和邪侵两方面原因致病，正虚即正气不足，指人体抗病、防御、调节、康复能力减弱，是内因；邪侵即致病因素的侵犯，多指季节气候异常和居住生活环境欠佳，是外因。所以平日坚持科学规律的体育锻炼，增强体质，合理饮食，注意保暖不贪凉，适时适季添减衣物和维护住宅办公场所的温度与湿度等，对于预防骨关节炎的发生发展都很有帮助。

目前由于种种原因，很多人都有骨刺，但因无疼痛，多不重视，一旦体检发现就紧张，个别人还会在仅 X 片发现有骨刺尚无病痛时就盲目治疗，最后往往因方法不当，反而治出了病。实际上，出现骨刺应该将其理解为一个健康提示，一盏预警黄灯，重视了变绿灯，忽视了变红灯。所以，有骨刺不一定是关节炎，但有关节炎时一定会有骨刺。

三、女性腰背痛的防治

1. 女性腰背痛发病率高的原因

（1）女性腰背痛与女性特殊的生理有关，例如青年女性月经期出现的下腰痛与女性月经周期生理变化有关，怀孕期间的腰背痛与女性妊娠期生理变化有关，哺乳期腰背痛与哺乳期特殊的体位及动作有关，中老年女性腰背痛与绝经期女性雌激素水平急剧下降导致骨质疏松症有关，还有一些腰背牵涉痛是妇科疾病引起的。

（2）当代社会由女性出任需长时间弯腰及久坐体位的工作越来越多，这种体位是诱发女性腰背肌慢性劳损及脊柱退变的重要因素，而腰背肌慢性劳损及脊柱退变又是导致腰背痛的主要病因。

（3）其他如女性的痛阈较男性低，所以女性对疼痛更敏感。

2. 女性腰背痛的防治

正确认识慢性疼痛也是一种疾病，在发生疼痛时及时找疼痛科医生诊治。要学会对疼痛说“不”，对于疼痛不能盲目忍受，以免错过最佳的治疗时机，增加不必要的痛苦及额外的经济支出。树立预防为主、早期治疗的观念，腰背痛绝大多数是可以早期预防和治疗的。除了积极避免腰背痛的诱因出现疼痛症状外，应积极协助疼痛科医师分析找出引起腰背痛的原因，尽早采取积极的预防措施，缓解或控制病情发展。

3. 腰背痛的保守治疗

目前方法很多，如牵引、针灸、按摩、神经阻滞、物理疗法、体育疗法、药物治疗等。因为保守治疗的方法为绝大多数的患者接受和认可，在国内开展得也较为普遍，并且大多数患者经过保守治疗都会有一定的疗效，是目前慢性腰背痛治疗的常用手段。

4. 腰背痛的微创介入治疗

微创介入治疗是近年来兴起的一种新的治疗腰背痛的方法，是建立在对腰背痛病因明确诊断的基础上，借助现代影像技术的引导，用微创介入的方法（物理或化学的）直接针对病因治疗。因其具有微创、安全、有效的特点，是目前比较理想的治疗手段。

四、针灸治疗腰腿痛

老年人颈肩痛、腰腿痛的另一类原因是风湿性多肌痛。

在门诊就诊的患者中，有一大部分老年人的主诉是持续性颈肩部不适，或者腰和臀部疼痛。在进行详细的查体后未见到有明确的病理体征，查影像学的片子虽然也有相关的颈椎退变、腰椎退变，但是其影像学表现和症状并不相符，并不能解释所有的病情。今天就告诉大家一个不太被熟知的疾病——风湿性多肌痛。

风湿性多肌痛常见于老年人，是以持续性颈、肩胛带、骨盆带肌群疼痛僵硬感为临床特征的症候群，排除其他风湿性疾病之后，可根据其临床表现作出诊断：

（1）年龄≥50 岁。

（2）颈、肩、腰背或全身僵痛持续 4 周以上。

（3）血沉 >40 毫米/时。

（4）对小剂量皮质激素治疗反应良好。

需要鉴别的疾病有：类风湿，纤维肌痛综合征，肌筋膜痛综合征。

预防：加强锻炼，增强身体素质；注意保暖，防止受寒；劳逸结合，活动与休息要适度。

治疗：非甾体抗炎药、小剂量皮质激素。

第七节　骨质疏松的防与治

一、骨质疏松防治的 11 点提示

（1）骨质疏松症是可防可治的慢性病。

（2）人在各个年龄阶段都应当注重预防骨质疏松，婴幼儿和年轻人的生活方式都与成年后骨质疏松的发生有密切联系。

（3）富含钙、低盐和适量蛋白质的均衡饮食对预防骨质疏松有益。

（4）无论男性或女性，吸烟都会增加骨折的风险。

（5）不过量饮酒。每日饮酒量应当控制在啤酒 570 毫升、白酒 60 毫升、葡萄酒 240 毫升、开胃酒 120 毫升之内。

（6）步行或跑步等能够起到提高骨强度的作用。

（7）平均每天至少 20 分钟日照。充足的光照会对维生素 D 的生成及钙质吸收起到非常关键的作用。

（8）负重运动可以让身体获得及保持最大的骨强度。

（9）预防跌倒。老年人 90%以上的骨折由跌倒引起。

（10）高危人群应当尽早到正规医院进行骨质疏松检测，早诊断。

（11）相对不治疗而言，骨质疏松症任何阶段开始治疗都不晚，但早诊断和早治疗会大大受益。

二、骨质疏松别小觑

王大妈年轻时 165 厘米的身高，身材苗条，亭亭玉立。现在也不过 65 岁，却变得弯腰驼背，人一下子矮了大半截，与以前判若两人。更让王大妈不堪忍受的是，整天腰酸背痛，肩颈手腕都疼痛，夜间常常因全身酸痛，难以入睡。

儿女们送她去医院诊治。医生给王大妈做了全面检查，说是患了骨质疏松症。儿女们一听：“哦，没什么大不了的。”医生说：“你们都错了。患骨质疏松症的痛苦，你们没有切身体验，怕是不会理解的。”

医生说：“王大妈之所以变得弯腰驼背，是由于骨质疏松造成脊柱椎骨骨小梁断裂，日久天长，积少成多，使得胸椎、腰椎的椎骨慢慢塌陷，导致身材变矮，弓腰曲背。骨小梁断裂是X线不易发现的微小骨折。骨质疏松症患者还非常容易发生椎骨以外的其他骨头的脆性骨折。暴力、跌跤，甚至坐车颠簸或咳嗽，都可以造成骨折。”

祖国传统医学理论认为，骨质疏松症是由于肾虚所致，基本症候有肾虚、脾肾阳虚、肝肾阴虚、肾虚血瘀。《素问·宣明五气》曰“肾主骨”，其意是肾主骨和髓的生长发育，与骨的功能有关。肾藏精，精生骨髓，骨髓充实，骨骼强壮，运动矫健。肾的精气盛衰，直接影响骨骼的生长、营养及功能。人随着年龄的增加，肾功能逐渐退化，加上懒于运动、饮食不节等原因，导致肾精亏损，骨失所养，就会出现骨质疏松。一般来说，骨质疏松症的预防有以下几个方面：

（1）平衡饮食，拒绝不良生活习惯。多吃含钙和维生素D及矿物质的食物果蔬，如牛奶、蛋类、菠菜、洋葱、鱼虾、坚果、五谷杂粮等，少吃高磷食物。另外，要避免不良生活习惯，长期抽烟、大量饮酒、常喝碳酸饮料都可以加速骨质疏松的发生。

（2）适当用补肾益气的中药进行调理。特别是绝经期的女性，可以适当选用杜仲、桃仁、黄芪、丹参、淫羊藿、木香、黑豆、熟地、骨碎补等中药进行定期调理。它们有填骨生髓、补肾壮骨、调节血钙及激素平衡的作用，可以有效缓解因激素突然减少引起的骨代谢紊乱，改善临床症状，促进骨密度增加。

（3）适当补充钙剂。适当补充钙剂也是预防骨质疏松症的好办

法。一般晚饭后是补充钙剂的最佳时间，这个时候补充钙剂，吸收率高，利用率好。但是补充钙剂一定不能过量，成人每日补钙 800 毫克即可。

（4）户外运动。户外运动不仅能通过全身运动，促进骨密度增强，还可以因为太阳光的照射，增加人体维生素 D 的合成。每日晒太阳 20 分钟左右，对骨质疏松症有很好的预防作用。所以，户外，特别是阳光下的户外运动，是预防骨质疏松的好办法。

（5）中医艾灸。近来有关研究表明，艾灸中脘、脾俞、肝俞、足三里等相关穴位，可以防治肝气不足、肝肾阴虚、肾阳虚，充实肾精肾气，达到预防骨质疏松的作用。

第八节　中风康复训练与针灸治疗

一、正规的康复训练效果明显

目前认为，脑卒中后经过正规的康复训练可以明显减少或减轻偏瘫的后遗症。近 10 年来，“卒中单元”治疗集中了脑卒中后的各种治疗手段，患者入院后康复医生即介入到患者的治疗中。24 小时内即开始主动的康复训练，大大缩短了康复进程，避免或减轻了脑卒中的各种并发症。正规的康复训练开始得越早，康复效果越显著。康复训练遵循一定的原则，体现个体化的治疗方案，其依据每个患者的具体功能状况而定。康复治疗遵循剂量依赖性、时间依赖性的原则，必须在医生的指导下进行。

用力过度造成关节损伤

如果患者家属或没受过专业训练的护理人员贸然在患者患侧肢体不能主动做各种运动时帮其做过多的被动运动，极易造成患者软组织损伤，甚至引起关节脱位和骨折。虽然有些损伤较轻微，损伤后从外表看不到红肿、瘀血等现象，但这些损伤可以在不知不觉中引起关节内部的慢性炎症和粘连。这种损伤最常出现于肩关节和髋关节。

不适当的肌力训练可以加重痉挛

适当的康复训练可以使这种痉挛得到缓解，从而使肢体运动趋于协调。一旦使用了错误的训练方法，如用患侧的手反复练习用力抓握，则会强化患侧上肢的屈肌协同，加重负责关节屈曲的肌肉痉挛，造成屈肘、屈腕旋前、屈指畸形，使得手功能恢复更加困难。其实，偏瘫不仅仅是肌肉无力的问题，肌肉收缩不协调也是导致运动功能障碍的重要原因。因此，不能误以为康复训练就是力量训练。

过早练习走路带来“划圈”步态

偏瘫患者各关节均呈僵直状态，足尖下垂内翻形似“马蹄足”，使得患肢“加长”，抬离地面困难，只能借助向对侧倾斜躯干同时骨盆上提的力量很费力地将下肢向上拉起。而这种拉起的幅度十分有限，仍不能使该下肢顺利地向前迈出，还需向外侧画弧线后再落回身体前方。如能在偏瘫早期开始正规的康复训练，在患侧肢体运动协调的基础上再进行步行训练，能形成接近正常的步行姿态。

二、中风后遗症试试中成药

中风后遗症为突发性的急性脑血管病，多为高血压或脑血栓引起，不少患者经救治虽存活下来，却不同程度地丧失了工作能力，表现为半身不遂、手足瘫痪、语言不利、口眼歪斜等症状。虽然近几年来研发的治疗中风后遗症的新药品种很多，但传统中成药治疗本病毫不逊色。现将几种常用于治疗中风后遗症的中成药介绍如下，供患者选用。

大活络丹：由白花蛇、乌梢蛇、黄连、天麻、全蝎、人参、龟板、麝香、犀角、牛黄、朱砂、安息香等50余味中药组成，有活血通络、温经散寒等多种功效。常用于治疗中风痰厥而致的瘫痪、足痿痹痛、筋脉拘急、腰腿疼痛，以及跌打损伤、行走不便等，每次服3克，每日2次，有良好效果。临床观察资料表明，大活络丹具有抗凝血、抗脑血栓和活血化瘀的功效，具有改善病变部位血液循环和营养肢体的作用，在治疗缺血性偏瘫的同时，还可以起到预防脑血栓形成和脑栓塞的作用。

华佗再造丸：是由当归、白芍、川芎、吴茱萸、冰片等药经加工制成的浓缩水蜜丸。药理研究表明，其能增强脑血液循环，降低血液黏度，促进清除颅内血肿，抑制血小板聚集及血栓形成，使血液流通顺畅。更重要的是能直接保护脑细胞，激活正常脑细胞的代偿功能，从本质上恢复神经功能，使手足麻木、口眼歪斜、瘫痪等中风后遗症得到有效治疗。口服，每次4～8克，每日2～3次。重症患者每次8～16克，或遵医嘱。连服10天，停药1天，30天为1个疗程，可连服3个疗程。

解语丹：由炮附子、石菖蒲、远志、天麻、全蝎、羌活、胆南星、木香组成，有祛风通络、化痰开窍之效，适用于中风后遗症之口眼歪斜、筋脉拘急、麻木冷痛、言语不清、流涎不解、吞咽不便等证。每日2次，每次6～9克，3个月为1个疗程。

人参再造丸：由人参、黄芪、白术、茯苓、甘草、当归、首乌、龟板、骨碎补、生地黄、元参、红曲、建曲等47味药组成。口服，每次1丸，每日2次。有补气活血、通经通络、强筋健骨之效，为治疗筋骨疼痛、四肢麻木、半身不遂、口眼歪斜、语言不清、手足拘挛等症而设。可用于治疗脑血管意外后遗症、面神经麻痹、脊髓灰质炎后遗症、末梢神经炎、风湿性关节炎等症。研究表明，可促进血液循环，使血流加速，提高机体免疫力及修复功能，对缺血性中风有良好的治疗和调节作用。

小活络丹：由制川乌、制草乌、地龙、制南星、乳香、没药组成，有温经散寒、逐瘀通络之功效。常用于治疗脑血管意外后遗症。每日2次，每次6克，尤其对于手足麻木、伸展不利、肢体不温有良好作用。

三、针灸治疗中风越早越好

中医针灸治疗中风病的原则是以整体观念辨证施治，即施法、施方、施药、施穴。实践证明，中西医及针灸理疗诸法综合用于中风各期，是目前疗效较为显著的治疗方法。中风病患者和家属无论在急性期、恢复期和后遗症期，切不可忽略中医针灸这一重要手段。

中风辨证分为两大类：中脏腑与中经络。中脏腑又分闭证与脱证。治疗脱证多采用独参汤救急，同时可针刺人中、关元、足三里，或加艾灸神阙穴以回阳救逆。

治疗闭证，有的用安宫牛黄丸、苏合香丸及羚羊角粉温水冲服以开窍启闭，辅以针刺人中、合谷、太冲、十二井穴以醒神开窍。

中经络总属本虚标实，病机以风、火、痰、瘀、虚立论，病位多在脑，与肝、心、脾、肾四脏息息相关。病期不同，病机随变，治疗亦应调整。对于肢体偏瘫气滞血瘀型中风后遗症，中药治疗益气活血、祛瘀通络之法，用补阳还五汤加味，针刺取膻中、膈俞、血海、曲池等穴为主。

要辨证取穴和按症状取穴相结合。

上肢偏瘫：一般选取极泉、肩髃、曲池、手三里、外关、合谷等穴。

下肢偏瘫：常选取次髎、环跳、风市、阳陵泉、足三里、委中、悬钟、三阴交、太冲等穴。

语言障碍：取廉泉、金津、玉液、通里、照海等穴。

应注意根据不同病情采用不同的针刺深度、角度及刺激量。同时，可以配合艾灸、电疗等方法，随证施治。

第九节　针灸治疗儿科疾病

一、小儿发烧

小儿发烧是机体抗御疾病的一种反应，相对来说，发烧并不是坏事。因为小儿大脑发育不完善，对体温调节还不够健全稳定，当受到各种细菌和病毒感染时，就会引起发烧。

有些家长一见孩子发烧，就如临大敌，慌慌张张到处找退烧药，甚至一天跑3趟医院。其实，孩子发烧一半以上是急性上呼吸道感染引起的，又多由病毒所致。如果体温不超过38℃，没有其他症状，可自服小儿板蓝根冲剂、速效感冒冲剂、至宝丹、珠黄散、小儿牛黄散等。当然，如果孩子发烧持续时间长，温度过高，精神不好，需及时到医院就诊。如果反反复复抱孩子去医院，孩子得不到休息，还容易交叉感染。孩子此时身体抵抗力差，一旦再传染上别的疾病，就麻烦了。任何疾病引起发烧都有一个过程，精神好转也需要一段时间，一下子将体温降下来，使孩子大汗淋漓，反而会引起虚脱。暂时降下来的体温，还可能继续回升。

那么，怎样护理发烧的孩子呢?

（1）卧床休息，减少孩子体力消耗。

（2）室内空气要流通湿润，可在地上适当多洒几次水。

（3）给孩子多喝开水。可在水中加些糖和盐，以补充孩子因出汗而失去的水分。

（4）孩子发烧后，食欲减退，要想办法给孩子做些爽口、容易消化的食物，如稀粥、面片汤、米汤等。

（5）孩子哭闹，烦躁不安，家长不要打骂恐吓孩子，要有耐心，想办法让孩子安静下来。

(6) 保持口腔清洁，每天用温盐水漱口3～5次。

(7) 出汗多要及时更换衣服。

如果孩子体温超过39℃，可能会引起抽风。这时不要慌乱，如果来不及上医院，可用毛巾在冷水里浸湿拧干，放在孩子前额，隔3～5分钟更换1次。还可用酒精擦浴：取一定量酒精或白酒，加入适量温水，用毛巾或纱布浸泡后，摩擦孩子颈部、背部、腋窝部、大腿根部，这样可使皮肤血管扩张，通过酒精挥发，使体温有所下降。如果体温不降，有回升趋势，孩子嗜睡，头痛剧烈，呕吐频繁，有发绀，身有疹子或红点，要马上去医院。

二、若要小儿安，三分饥与寒

"若要小儿安，三分饥与寒"。老祖宗的话总是言简意赅，富含哲理。有次回家过年，内弟家的小宝贝快6个月了，家人呵护备至，甚至重新安装了暖气管道，生怕孩子受一丝寒气，更别说渴着饿着了。但令人揪心的是，孩子咳嗽1个多月了，还是不见好。用药吧，怕副作用；不用药吧，又怕拖下去出问题。我们进家门第一件事就是先给小宝贝看病。若论小儿治疗，古人认为，小儿脏腑娇嫩，不宜多用药，推拿最佳，副作用小，而且疗效卓著。因此小儿推拿历来备受推崇。于是我和太太轮番上阵，根据周尔晋先生的小儿推拿，环揉大拇指肚300下补脾，向外搓无名指肚100下清肺，分推肩胛骨，按揉肺俞穴，再加上捏脊3遍。当天晚上孩子咳嗽就减轻了，喘气也不吼了。但第二天早上孩子症状又有反复，重复治疗了1次。共治疗了2次还是不断根，我左思右想，想到孩子生病，极可能是家里暖气太热所致。机体在整个秋天、冬天都没有好好收藏，所以孩子一直容易出汗，尤其是脚上的汗一直不停。

秋冬是植物收藏结果的季节，也是人和动物储蓄阳气能量的时候，如果此时经常出汗，阳气能量不能收藏，肾精亏虚，就和电池不充电一样，身体会很虚弱，特别是来年春天非常容易感冒。所以不建议人们冬天蒸桑拿或剧烈运动出汗。孩子的身体也是这个道理，所以秋冬之际不能太捂着。想到这一点，我加上了补肾的方法，又给他揉了揉太溪穴。后来，孩子咳嗽没有再反复。

另外，孩子吃得太饱容易积食，不易消化，因此平常要给孩子吃少一点，胃气旺盛，反而有利于健康。

三、中医治疗儿童多动综合征

儿童多动综合征是儿童时期一种较常见的行为异常性疾患，又称轻微脑功能障碍综合征。以难以控制的动作过多，注意力不集中，情绪、行为异常，以致造成学习困难为特征。本病男孩多于女孩，多见于学龄期儿童。发病与遗传、环境、产伤等有一定关系，预后较好，绝大多数患儿到青春期逐渐好转而痊愈。本病病机主要是阴阳失调，心、肝、脾、肾功能不足，治疗原则为调和阴阳，平抑肝阳。具体辨证分治如下：

1. 心肾不足

症状：记忆力欠佳，自控能力差，多动不安，注意力不集中，遗尿，梦多，或有腰酸乏力，面色黧黑。苔薄，脉细软。

治法方药：补益心肾。孔圣枕中丹加减。

2. 肾虚肝亢

症状：手足多动，动作笨拙，性格暴躁，易激动，冲动任性，难以静坐，注意力不集中，并可有五心烦热，盗汗升火，大便秘结。舌红，苔薄，脉细弦。

治法方药：滋肾养肝。杞菊地黄丸加减。

3. 心脾不足

症状：神思涣散，注意力不集中，神疲乏力，形体消瘦或虚胖，多动而不暴躁，言语冒失，做事有头无尾，记忆力差，伴自汗盗汗，偏食纳少，面色乏华。舌淡嫩，苔少或薄白，脉虚弱。

治法方药：养心健脾，益气安神。归脾汤合甘麦大枣汤加减。

除了药物治疗外，对患儿的学习应予以耐心训练与帮助，不责骂或体罚，稍有进步，就给予表扬、鼓励。同时还要保证患儿营养，补充蛋白质、水果及新鲜蔬菜。

四、针灸治疗儿童近视效果佳

近年来，西安市中医医院眼科每周都接待好几例10岁以下近视眼的小患者。每年小学入学前查体时，查到的近视眼儿童数量更是惊人，有时占到一天查体总人数的一半。此外，每年暑假过后也是查出近视眼最多的时候。这些小近视眼的共性特点是：喜欢看电视、用电脑，书写姿势不正确。

西安市中医医院针灸推拿科主任安军明认为，家长应该每天规定孩子上网或看电视的时间，多鼓励孩子走出屋子接触大自然。孩子一旦得了近视，应及早到正规医院接受专业治疗，其中最好的治疗方法莫过于针灸、按摩及耳穴疗法。

耳穴贴压法也称为压丸法或埋豆法，无痛、无副作用、安全简便、经济省时，适用于17岁以下的真性近视、远视、散光、弱视、斜视、假性近视、眼疲劳症等，假性近视治愈率达100%。即便是真性近视、视力在0.3以下的患者，经过3～6个疗程的治疗后，视力也大多可提高到0.6以上。此外，还可以按摩治疗近视的相关穴位，包括攒竹、鱼腰、睛明、丝竹空、太阳、四白等穴。家长在为患儿按摩的同时，还可以到医院中药房或者药店购买艾条，每天对着眼部灸20～30分钟。

第十节　四季与养生

一、立春养生宜省言

“气乃神之祖，精乃气之子，气者精神之根蒂也。大矣哉！积气以成精，积精以全神，必清必净，御之以道，可以为天人矣。有道者能之，予何人哉，切宜省言而已。”（《脾胃论·省言箴》）

《难经·八难》说：“气者，人之根本也。”气对人体尤为重要，积气则成精，积精所以全神，人体的精与神俱以气为基础，省言则气足，气足则精固，精固则神旺，神旺则体健。所以说，气是人体精神之根蒂。

李东垣诊务繁忙，勤于著述，年值六十有五，自感耳目日益聩聋，饮食减于往日，神气大衰于前，特指出“省语以养气”的养生观点：只有安于淡薄，少思寡欲，省语养气，才能够血气谐和，邪无所容，身体所患旧疾不会增剧。此后，李东垣享年七十有余而卒。“省语以养气”的省言箴，方法简单易行，尤为适合年老体弱或久病不愈的人群。

二、春天应防过敏

春天乍暖还寒，气温忽冷忽热，人体抵抗力下降，容易引起感冒等上呼吸道疾病，从而诱发和加重过敏性鼻炎、支气管哮喘、过敏性结膜炎等。同时，春天病毒大量繁殖，对过敏性疾病亦是不良刺激。此外，花粉、螨虫也是春天过敏高发的相关因素。

过敏体质有一定遗传因素。据资料分析，双亲中一方为过敏体质，孩子有40%~50%的遗传概率；父母都为过敏体质，孩子患过敏性疾病的可能性为70%。有的人曾经患有1种或多种过敏性疾病，那么他有可能成为春天的“敏感人”。特别爱干净的人也有可能春天易“敏感”，是因为太干净的环境其实不利于人体免疫力的形成，尤其是对幼儿来说。

预防过敏发作要注意锻炼身体，提高抵抗力，同时生活要有规律，避免过度疲劳，并保持积极乐观的心态。而最重要的一点，就是避开过敏原。例如防花粉过敏，就要在花粉播散高峰时关好门窗，尽量减少外出，室内避免种植花草。需要指出的是，还有很多其他常见的过敏原并不是只在春天出现，例如动物皮毛、海鲜、鸡蛋、牛奶、昆虫、乳胶、酒精、青霉素等，应尽量避开它们。

三、初夏养心三件事

煮粥放点酸枣仁

酸枣仁是一味宁心安神的好食材，熬粥时放点有助于养护心脏。从药店买点酸枣仁，每次熬粥时加入 20 ~ 30 克即可。睡眠不好的人，还可以配合放点莲子，起清心安神之效。此外，还可以熬制荸荠水，化解身体的油腻、疏解瘀滞、清热利咽，有助于凉血解毒，对心脏养护也能起到辅助保健的作用。

去心火喝藕粉羹

藕粉羹消暑、去心火，夏天喝非常合适。藕粉清热凉血、健脾开胃，炎热的夏季喝点藕粉凉羹，能安神，眠不佳者可尝试一下。

每天做做养心操

可以抽空做做养心操，利于心脏的休息和舒缓。一套操下来只需 15 分钟左右，非常方便。

劳宫穴按摩：将两手掌心的劳宫穴进行对搓，持续 3 ~ 4 分钟，使 2 个掌心发热。

膻中穴按摩：搓热掌心后，双手合十，让手掌的大鱼际从上往下按揉胸口两乳之间的膻中穴，搓 5 分钟，使膻中穴局部发热，有助于调节心肺。

舒心理气：搓完膻中穴后用掌根，再由膻中穴向下推，两手交替，共推5分钟，能起到理气的作用。

四、夏日中暑，试试刮痧！

夏天烈日当空，人们很容易中暑，尤其是户外工作及出游的人们，更容易中暑。中暑后必须及时治疗，这样才能尽早恢复。假如中暑情况严重，极有可能导致生命危险。

中暑分为先兆中暑、轻度中暑、重度中暑。先兆中暑主要表现为头痛、眼花、耳鸣、头晕、口渴、心悸、体温正常或略升高，短时间休息可恢复；轻度中暑除以上症状外，体温在38℃以上，面色潮红或苍白、大汗、皮肤湿冷、血压下降、脉搏增快，经休息后，可恢复正常；重度中暑也称热衰竭，表现为皮肤凉，过度出汗，恶心、呕吐，瞳孔扩大，腹部或肢体痉挛，脉搏快，常伴有昏厥、昏迷、高热甚至意识丧失。遇到中暑患者，可采取以下方法急救。

首先，迅速将患者带至阴凉、通风的地方，使其平躺，用扇子或者电扇扇风，并解开其衣领裤带，以利于患者呼吸和散热。用冷水或者稀释过的酒精帮患者擦身，也可以将冷水淋湿的毛巾或冰袋、冰块放在患者颈部、腋窝或者大腿根部腹股沟处等大动脉血管部位，帮助患者散热。如果患者一直昏迷不醒，可以用大拇指按压患者的人中、合谷等穴位。患者醒后，必须在凉爽通风处静卧休息。口服十滴水1~2支或藿香正气水1~2支，服药后2小时即可缓解。如6小时症状尚未完全消失，可重复使用。多数病人在24小时后可恢复正常。多喝些淡盐水，以补充流失的体液。如果在户外活动时发生中暑，缺乏急救工具可能延误救治，可以采取中医刮痧方法急救。

中暑在中医亦称发痧，是由于病人体质虚弱，加之劳累过度，导致元气亏虚，暑热之邪乘虚而入所致。轻则暑热夹湿郁于肌表，重则暑热燔灼，蒙蔽心包而发病，且发病骤急。除病人有中暑症状外，可将右手中指弯曲，在病人胸部皮肤上划一下，如有明显的紫红色隆起的划痕，就说明有“痧”。通过刮痧能将暑湿之邪及时祛除，起到解表清暑、宁心开窍之功效，疗效颇佳。具体操作及注意事项如下：

（1）刮痧场所应阴凉而又非当风之处。

（2）暴露待刮痧的皮肤，涂抹刮痧介质（万花油等活血剂），刮板与皮肤成90度或45度角进行刮拭。

（3）刮痧可选择以下部位：颈部（颈部正中线，颈两侧至肩），背部（背部正中线，背部两侧），胸部（胸部正中线，胸肋间隙），上肢（肩、臂、肘窝），下肢（腘窝处等）均由上往下刮，由内往外刮。

（4）每个部位一般刮3～5分钟，以出痧（紫红色的痧痕）为度，最多不超过10分钟，不可强求出痧。刮拭完一部位，再刮另一部位。再次刮痧须间隔3～6天，以皮肤上痧退为原则。

（5）出痧后最好喝一杯温开水（最好为淡糖盐水），并休息15～20分钟。30分钟内忌洗凉水澡。

注意事项：年老、年幼、体质虚弱、孕妇、产妇、妇女月经期，刮痧时手法要轻，不宜大面积刮痧。局部有皮肤病或皮肤破损的，不宜刮痧。有出血性疾病，如血小板减少性紫癜、血友病、再生障碍性贫血、白血病等，不宜刮痧。

五、虚人夏宜生脉散

炎炎夏日，大多数人经常会精神萎靡、倦怠乏力，提不起精神，而对于体弱之人尤其难过，时常会有心烦、困倦、气短乏力、身热汗出、脚软眼黑等伤暑、中暑之症。以上症状的出现，与暑邪伤人有极大关系。暑为夏季主气，暑邪性炎热，易内扰心神，可致人身热心烦，腠理开泄故汗多；汗多伤津，则口渴喜饮；气随津伤则气虚，故伤于暑者，常可见到困倦、气短乏力、脚软眼黑等症，严重者可见突然昏倒，不省人事。

对于伤暑、中暑，可选的药方较多，如清暑利湿可选六一散，解表清暑、健脾利湿可选香薷饮。但对于平素体虚之人，以上二方皆不适宜。因为六一散之滑石利窍，表虚者服之会致卫气不固，更易外感，而香薷饮中之香薷易走散真气，更易使人招致暑邪所伤。对于体弱之人，夏季若经常出现困倦、气短、汗出、乏力、口燥咽干等症，适宜的药方应是生脉散。

生脉散为常用的中药方剂之一，由麦冬、人参、五味子组成，现一般认为出自金代张元素的《医学启源》。张元素主要用此方治疗久咳肺虚、气阴两伤。金代李杲继承了其师的思想并加以创新，将此方用于暑热汗多等症。明代李时珍用其治自汗、怔忡、惊悸、脉虚身热等症。其实，无论是用于治疗何症，气阴两伤是病机的关键。体虚之人，夏季较易受暑热之邪所伤而成气阴两虚之证。生脉散中“人参甘温，大补肺气而泻热，为君；麦冬甘寒，补水源而清燥金，为臣；五味酸温，敛肺生津，收耗散之气为佐。盖心主脉，而百脉皆朝于肺，补肺清心，则气充而脉复，故曰生脉。夏月火旺克金，当以保肺为主，清晨服此，能益气而御暑也”（吴仪洛《成方切用》）。全方补肺清心，以补为主，对于纯虚无邪、气阴两虚者的伤暑、中暑所致的困倦、气短乏力、脚软眼黑等有较好的治疗作用，可谓虚人抗暑良方。

现代研究证实，生脉散有强心，改善微循环，抗休克、抗心律失常，调节血压，镇静，解热等多种药理作用，因此近来医家将其用于心、肺疾病之气阴两虚型所致的心悸，胸闷，气短等症，也有较好的疗效。生脉散有多种剂型的成药可供选择，如生脉散口服液、生脉颗粒、生脉饮口服液等，对证选用，疗效明显。

六、“冬病夏治”疗法

“冬病夏治”疗法是我国传统中医药疗法中的特色疗法，是根据《素问·四气调神论》中“春夏养阳”的原则，结合天灸疗法，在人体的穴位上进行药物敷贴，以鼓舞正气，增加抗病能力，从而达到防治疾病的目的。

“冬病夏治”是中国传统医学的一个重要特色，就是利用夏季气温高，机体阳气充沛的有利时机，调整人体的阴阳平衡，使一些宿疾得以恢复。“冬病”指某些好发于冬季，或在冬季加重的病变，如支气管炎、支气管哮喘、风湿与类风湿关节炎、老年畏寒症以及属于中医脾胃虚寒类疾病；“夏治”指夏季这些病情有所缓解，趁其发作缓解季节，辨证施治，适当地内服和外用一些方药，预防冬季旧病复发，或减轻其症状。

目前，冬病夏治法临床主要用于老年慢性支气管炎、支气管哮喘、喘息性支气管炎及风湿性关节炎等，多采用针灸、贴膏药、中药等综合方法，均取得了明显而持久的疗效。

七、冬病夏治的特点

每年夏天三伏，各地中医医院就成了最热闹的地方。人们在感受冬病夏治带来疗效的同时，也逐渐认识中医，进而相信中医。冬病夏治之所以受欢迎，笔者认为有以下 4 个方面的原因。

1. 冬病夏治历史悠久

在人体的穴位上贴药是中医防治疾病颇有代表性的方法，如天灸疗法已经有 2000 多年的悠久历史。天灸主要由细辛、延胡索、干姜、白芥子、肉桂等中药制成，使用时敷在特定的穴位上，保留一定时间，通过药物对皮肤的刺激，疏通背部穴位，一气贯通，从而系统地调节人体的免疫功能。

2. 冬病夏治方法独特

冬病夏治疗法包括多种治法，除了穴位敷贴，还有中药内服和外用、艾灸、中药熏蒸、中药药浴等。这些方法根据“天人合一”、“春夏养阳、秋冬养阴”的原则，利用夏季气温高，机体阳气充沛的有利时机，使用药物内服和外用等方法，调整人体阴阳平衡，预防和治疗冬天或者受寒后容易发作的顽固性疾病。

3. 冬病夏治适用的病种越来越广泛

以西安市中医医院为例，医院的冬病夏治历经 20 多年的发展，病种逐渐扩大，适合的人群也越来越广。病种包括反复感冒、慢性肺部疾病、慢性鼻咽炎、风湿类疾病、慢性消化系统疾病、慢性皮肤病、慢性疲劳综合征、退行性骨关节病、慢性颈腰痛、银屑病、痛经、产后身痛等。

4. 冬病夏治疗效肯定

以西安市中医医院为例，医院自开展冬病夏治以来，通过对登记在案的患者进行回访，结果显示，60%的患者经过1～2个疗程的治疗后，冬季发病明显缓解；75%以上的患者在连续贴敷3年后，冬季发病频率减少、症状减轻。此外有不少患者，在进行了3个疗程以后，仍然坚持每年贴敷治疗。

当然，在肯定冬病夏治的同时，也要警惕一些人利用冬病夏治的影响力，把冬病夏治的范围变成“包治百病”或者用低价诱惑人们团购冬病夏治，这些乱象违背了中医养生防病的初衷，也损害了群众的利益。

八、冬病夏治穴位贴敷体会

西安市中医医院开展冬病夏治已20多年了，经治疗，1000余例呼吸系统疾病患者疗效显著，年龄最小者7岁、最大者78岁，病程最短的2年、最长的60年。当年冬季就能出现效果。

冬病夏治顺应天人相应原则

冬病夏治是指冬季发作或加重的疾病在夏季进行治疗的方法，主要针对慢性支气管炎、支气管哮喘。这类疾病往往受寒后，或在寒冬季节病情易加重，而夏季则病情缓解，即《黄帝内经》之“能（耐）春夏，不能（耐）秋冬”的疾病。冬病夏治疗法源于《黄帝内经》。《素问·四气调神大论》曰：“夫四时阴阳者，万物之根本也，所以圣人春夏养阳，秋冬养阴，以从其根。”《素问·宝命全形论》曰：“人以天地之气生，四时之法成。”人与自然界息息相关，依靠天地之气而生，随四时变化规律而成长，此“天人相应”也。疾病的发生随春夏秋冬季节的变化而不同，其治疗亦应随季节变化而各异。

择时穴位贴敷治呼吸系统疾病效佳

“冬病夏治”是治疗呼吸系统疾病效果较为理想的治法，其适应的疾病主要有慢性支气管炎、支气管哮喘等。“冬病夏治”是中医按照自然界变化对人体的影响，推算出人体气血运行在每个节气的变化，并依此制定出的治疗方法。趁着呼吸系统疾病缓解期，借助阳热最盛的夏季进行治疗，经验证疗效可靠。采用穴位贴敷的具体方法如下：

取肺俞、脾俞、肾俞，用白芥子 20 克、甘遂 10 克、细辛 10 克、肉桂 10 克，天南星 10 克共为末，用姜汁调成膏状，在“三伏”期间贴敷。一伏贴 1 次，敷贴时间以局部红晕微痛为度。亦可据天气情况决定贴敷时间，10 天 1 次，3 次为 1 个疗程。若有效，建议连续贴敷 3 ~5 年。

贴敷属中医外治法，无毒副作用，对于增强机体“正气”、防止哮喘复发或减轻哮喘症状有明显的作用。三伏之时，气候炎热，人体腠理开泄，此时在穴位上贴药，药物易由皮肤进入穴位经络，通过经络气血的运行作用到达相关脏腑，达到疏通经络、调整脏腑阴阳、祛散寒痰的作用，使人体阴平阳秘，脏腑经络通畅，从而平喘止咳。

治疗期间，一是慎用辛燥之品，以防伤阴。夏季气候炎热，辛温香燥之品容易导致燥热内盛，暗耗津液，所以应慎食肉桂、花椒、大茴香、小茴香、狗肉、羊肉。二是忌大量服用寒凉之品。夏季炎热，人们往往易贪凉饮冷，若大量进食寒凉之品，易致中阳受损，脾胃虚弱，甚至损及一身之阳气。三是慎食过量肥甘滋腻之品。夏季易生暑湿，湿热内蕴，易腹泻便溏，导致气阴两虚，影响冬病夏治法的应用和效果。

九、秋按三穴生津止渴

秋天易出现干燥症状，都是因津液不足所致。此时按揉中脘、足三里和太白穴 3 个穴位，可健脾益胃，有助于津液生成。

中脘穴位于腹中线上、脐上4寸，即胸骨下端与肚脐连线中点，是胃的经气汇集之处，任何原因引起的脾胃虚弱、运化失调，均可取中脘为主要穴位进行治疗。中午阳气最盛，也是全身气血最旺盛的时候，这时候电暖宝的暖气可以透过中脘穴，很好地把阳气输送到胃部，等电暖宝凉了，胃就热了。

足三里是治疗胃腑疾病和人体保健要穴，位于小腿的前部，外膝眼下方3寸。临床上常采用针刺足三里的方法，治疗胃痛、胃胀、恶心、呕吐等消化系统疾病。在家自我拍打、按揉足三里穴效果也不错。

太白穴是调理脾脏功能的主要穴位，治疗范围较广，对因脾虚导致的疾病均有一定的治疗作用。该穴位于第一跖趾关节后缘、赤白肉际交界处。如果吃饭的时候总觉得刚吃一点就胃胀，甚至还不断打嗝，有想呕吐的感觉，不妨在平时多按揉太白穴。

十、秋末初冬好“收藏”

秋天在五行中属金，“金曰从革”，“革”有变革之意，人体应顺应外界变化。金又对应五化“生、长、化、收、藏”中的“收”，故有沉降、收敛之性。所以，深秋人们更应注重收敛、累积、孕育。

起居宜“收”

《黄帝内经》中说：“秋三月，此谓容平，天气以急，地气以明，早卧早起，与鸡俱兴，使志安宁，以缓秋刑。”秋季阳气渐收，阴气渐长，阳消阴长，故人体应该顺应自然界变化，早早入睡以保护阴气，早早起床以更好舒展阳气，并使情志平和，不要发怒动火。

此外，秋季适合多做一些动作比较舒缓的室外活动，如登山，散步，慢跑，练太极、八段锦等有氧运动，避免运动强度大、汗流浃背的剧烈运动，这样便可固护人体阴液。天为阳、地为阴，多到户外与自然界接触更可以“接地气”，保护阴液，使人精力充沛，这样“秋乏”之说自然迎刃而解。

护肺防燥

按照中医五行五脏的配属关系，秋属金，主肺，肺为“娇脏”，喜润恶燥。然而秋天突出的特点就是“燥”，秋季燥气与肺喜润的娇嫩之性相违背。肺主呼吸，合皮毛，与大肠相表里，所以，秋季人们易患咽喉部、呼吸道等疾病，也易出现皮肤、毛发干燥，还易引起便秘等不适。

秋季应保护肺脏。首先要以润制燥，平日要比其他季节更注重补水，饮食多一些汤水和粥类，不仅可润燥，更可调理由于夏季多吃寒凉食物导致的脾胃虚寒。

其次要注重滋阴润燥。人们常说“春夏养阳、秋冬养阴”，秋季最好的养阴就是防燥。秋季饮食中宜多加一些滋阴的食物，如百合、莲子、银耳、莲藕、芝麻、豆浆、蜂蜜等，还可加西洋参、沙参、玉竹、麦冬、百合等中药材。其中，百合滋阴润燥、滋补心肺、止咳润肺、宁心安神，尤其适合秋季咳嗽、心烦失眠等人。

“争蜂吃醋”

酸可收敛肺气，酸甘又可化阴，以滋益阴津，而辛味则会发散肺气，故秋季应少食葱、姜、蒜、韭、椒等辛味之物，适当多吃一些酸味甘润的果蔬，如秋梨、石榴、橘子、葡萄、猕猴桃、柿子、甘蔗等，以润肺生津、养阴清燥。对于女性来说，秋季是最适合“争蜂吃醋”的季节，因蜂蜜中含有很多利于人体吸收的单糖，可润肠通便、滋阴润燥、美容养颜。

虽有谚语“秋季进补，冬令打虎”，但这个补其实是针对一些本就体质虚弱的人群，切勿乱用滋补。体质虚弱者秋季可适量补益，不要过于滋腻。

未病先防

秋季天气转凉，早晚温差大，容易着凉感冒，平时要注意及时增减衣物，避免着凉。“春捂秋冻”意在让人体逐渐适应秋天凉的刺激，锻炼耐寒能力，在逐渐降低温度的环境中，经过一定时间锻炼，促进身体物质代谢，增加产热，提高对低温的适应力。青年人在刚入秋之际可选择冷水洗澡，提高人体抗寒能力，还可产热燃烧脂肪，起到既健康又减肥的双重功效。但要注意沐浴时间不宜超过15分钟。机体抗寒能力提高了，感冒自然没那么容易来。人中、大椎、风府这3个穴位是预防感冒、调动人体正气的腧穴，当机体出现感冒先兆时，自己用手快速搓热这3个穴位，对于预防感冒非常见效。感冒后，将葱白、生姜、红糖、香菜放入锅中加水煮开，一饮而尽，对于祛风散寒发汗立竿见影。

食疗养生

川贝炖雪梨做法：取1只雪梨洗净，横断切开，去核后放入川贝末6克，然后将两瓣并拢，用牙签固定，放入碗中加冰糖20克，放水适量，隔水炖煮30分钟即可。民间有句谚语："一颗荔枝三把火，日食斤梨不为多。"入秋后，正是吃梨的好季节，众梨中唯有雪梨可清心润肺，止咳润燥，可谓秋季养生佳品。

十一、会秋冻才健康

"春捂秋冻"是人们在长期的生活实践中总结出来的养生方法。"秋冻"是指秋天有意识地进行耐寒锻炼，提高肌体对寒冷的适应能力，应以略感凉意但不觉寒冷为原则。要想"冻出健康"，还有学问。

三秋"冻"不同

初秋暑热未消，"秋冻"无妨，无须加衣；仲秋气温下降，虽凉却不甚寒，穿衣应有所控制，有意识"冻一冻"，以免身热汗出，伤阴耗气；晚秋温差增加，特别是秋冬交接之时，常有强冷空气侵袭，若再一味强求"秋冻"，就会适得其反。南方秋凉迟，温差变化不大，可适当延长"秋冻"时间；北方温差大，勿盲目"冻"，以防感受风寒。

有些部位不能"冻"

肚脐：肚脐皮下没有脂肪，紧邻丰富的神经末梢和神经丛，对外部刺激敏感，易被寒邪侵袭。一旦受凉，腹痛腹泻在所难免；若长期受凉，泌尿系统疾病也容易找上门来。女性腹部长期受寒，易导致宫寒、痛经等病症，甚至造成不孕。

头：“白露”后外出时最好戴帽子，洗头用比平时热的水，额头上渗汗时不见风。头为人体“诸阳之会”，如果受寒，体内阳气会散失大部。

脚：鞋袜应穿稍厚一点、宽松、舒适、吸汗的。如果在室外淋了雨，回家后用热水泡泡脚。

关节：关节受凉会导致关节周围血液循环变差，关节局部毛细血管和组织发生变化产生炎性物质，使神经末梢受压迫而产生酸痛感或患上关节炎。

小儿及老年人慎“秋冻”：儿童为稚阴稚阳之体，调节能力较差，遇寒冷刺激易诱发疾病；老人阴阳俱衰，全身抵抗力下降，御寒能力减弱，寒冷刺激可导致支气管和血管痉挛收缩，易致慢性支气管炎、支气管哮喘旧病复发，甚至冠心病患者出现心绞痛、心肌梗死，高血压病人发生中风。糖尿病病人、心脑血管病患者、慢性肾病患者、胃及十二指肠溃疡患者、呼吸系统疾病患者及风湿、类风湿疾病患者不适合“秋冻”。

外冻内“不冻”

“秋冻”是指让皮肤接受外界气温“捶打”与“锻炼”，但内脏不能冻。爱吃冷面、瓜果、冷饮的人入秋后要节制，否则会让本来就处于虚冷状态下的脾胃苦不堪言。运动后浑身是汗，如不及时更换衣服或擦去汗水，易导致寒气经毛孔入内，形成肩周炎、肩颈酸痛、关节炎等。冷水浴锻炼须从夏末开始，中秋后就不要突然进行。

皮肤温度过低导致血行不畅，血行不畅会手脚冰凉，面部易长斑。女人容貌要水润通透，就要求体内气血通畅。秋天穿得太少，身体血液容易瘀滞，长期如此，脸上就会长斑，脸色也不好看。

天气转凉，腰肌劳损、韧带损伤、关节炎、外伤等骨科疾病的痛症会变得明显并出现一些症状。有旧伤或一到天凉就关节有痛感的人不适合穿裙装。

当户外早晚气温降低到10℃左右时，应该结束“秋冻”，否则不但不能预防疾病，还容易惹病上身。

十二、秋季饮食禁忌

慢性胃炎患者忌过多食用柚子。中医认为，秋季的柚子，寒凉伤胃，多食易积湿生痰。胃热食积的急性疾病可用，但慢性胃炎患者多食柚子，则容易加重病情。

忌过量吃红薯。红薯含气化酶，吃得多，会使人腹胀、打嗝、放屁。红薯里含糖高，吃多了可产生大量胃酸，使人感到“烧心”。胃由于受酸液刺激加强收缩，此时胃与食管连接处的贲门肌肉放松，胃里的酸液倒流进食管，人就吐酸水了。

十三、冬天这样补一补

进入冬天，很多人都想把身体补一补。中医认为，冬天进行科学进补，来年可以给身体打一个好基础。中医有平补的说法，它是一种缓补法，是用一些甘平和缓的食疗药膳进补，对身体虚弱、经常生病、免疫力低下、有慢性病、亚健康等人群非常有好处。

蔬菜多吃根部

中国有句俗话叫“春吃花、夏吃叶、秋吃果、冬吃根”。事实上，冬季也是大部分根类蔬菜上市的时节，很多根类食物性平和，而且兼有补肾的功效。市场上最常见的有山药、萝卜、红薯、土豆等。例如山药可以平补脾、肺、肾，还可以强筋骨、益肾精、安心神。现代研究发现，山药富含18种氨基酸和10余种微量元素及其他矿物质，可以调理脾胃，补肺气，预防动脉硬化，增强人体免疫力。另外，山药还可以润养皮肤。金代脾胃专家李杲认为，“治皮肤干燥以此物润之”。冬天的时候，大家可以每天用山药熬粥服用，也可以用山药加乌鸡或牛肉等做菜吃。尤其是有老胃病、老慢支、手脚冰凉等人，可以长期食用。冬天也是吃红薯的最佳时节。红薯可以补虚乏，益气力，健脾胃，强肾阴。红薯中含有维生素A、维生素B、维生素C、维生素E_1，以及钾、铁、铜、硒、钙等10余种微量元素，营养价值很高。冬天吃些红薯，可以保持血管弹性，并且红薯中含有大量膳食纤维，能刺激肠道，增强蠕动，通便排毒，尤其对老年性便秘有较好的疗效。另外有研究显示，红薯有很好的抗癌作用。

十四、冬天贴膏药最好先加温

膏药是家中常备药物，具有疗效好、见效快、使用方便等优点。将膏药贴于体表刺激神经末梢，通过反射扩张血管，促进局部血液循环，改善周围组织营养，达到消肿、消炎和镇痛的目的。用膏药前，患者应认真阅读使用说明书；需先确定病变部位，使膏药中心贴于病变中心，贴前先用热毛巾将患处或穴位处的皮肤洗净擦干。若患处有较长的毛发，需先剃去，以免影响膏药的粘贴牢度，或更换膏药时毛发被牵拉而疼痛。

冬天气候寒冷时，橡皮类膏药往往不易粘贴住，这时可将膏药贴好后再用热水袋敷一下，以便粘贴牢固，增加治疗效果。如使用黑膏药类膏药，应先将膏药放在酒精灯微火上加温，等烘烤后的膏药不烫皮肤时再贴于患处。注意加温不能过高，以免烫伤皮肤或使膏药外溢。如果贴上膏药后，10分钟左右感到被贴部位的皮肤出现发痒、灼热、刺痛时，应立即停止贴敷。这说明患者对膏药过敏，应进行抗过敏治疗。粘贴时注意膏药平整无皱折。活动关节部位粘贴膏药，为防止脱落，可用布带固定。一般1剂膏药最长不要超过24小时，时间长了，不仅药物已经失去效用，还可增加对皮肤的刺激。

需要注意的是，凡含有红花、麝香、桃仁、乳香等活血化瘀成分的膏药，孕妇均应禁用。局部有破损者，不可将膏药直接贴在破损处，以免发生化脓感染。

十五、漫谈膏方与季节

人们在长年的生活实践中形成了保健理念——冬令进补。

寒冬树叶飘零，腐殖入土，于是有了来年的枝繁叶茂，人们在冬令进补，能为开春乃至全年的健康打下基础。冬令天气寒冷，万物藏伏，人与天地相应，人体精气内藏蓄积，是将息进补的好时节。现代医学认为，冬季气温低，机体为了保持一定的热量，需要摄入比热天多得多的营养物质，以产生更多的能量，适应机体的需要，此时人们食欲旺盛，机体能较好地吸收营养。从经济角度来说，秋收后有了收获，人们调养补益也有了经济基础，于是，“今冬进补，明年打虎”的说法，成了人们买补品、吃补药的最好理由。

吃人参是补，喝大补药是补，膏方为冬令进补提供了上好的选择。但是，膏方不是冬令的专利，其他季节仍可服用。关键是不同的季节，处方用药需要因时制宜，不能一成不变。事实上，许多慢性病患者，一年四季都在服用中药，关键是医生的灵活用药，权宜达变。

《慈禧光绪医方选议》中有2则医案：

光绪年四月初十日，张仲元、姚实生谨拟老佛爷理脾调中化湿膏：党参、炒生白术、陈皮、姜连、炒神曲、炒谷芽、砂仁壳、麦冬、茯苓、炙香附、藿梗、炙甘草。共以水煎透，去渣，再熬浓汁，少兑炼蜜为膏。每服一匙，白开水冲服。

光绪年七月二十九日，老佛爷加减扶元益阴膏：党参、白术、茯苓、山药、归身、女贞子、白芍、丹皮、砂仁、鹿角胶、香附、银柴胡。共以水煎透，去渣，再熬浓，加鹿角胶烊化，兑炼蜜为膏。每服四钱，白开水冲服。

以上2则医案，一个在4月，一个在7月，均非冬令。在《慈禧光绪医方选议》的记载中，御医开的膏方，还有2月的祛风和脉调气利湿化痰膏，3月的资生健脾膏、清热养肝活络膏，4月的调气化饮膏、调中清热化湿膏，5月的调肝和胃膏，6月的五味子膏、益气平胃健脾膏，7 月的扶元益阴膏、明目延龄膏，8 月的二冬膏、梨膏，9 月的扶元中和膏、润肺和肝膏，10 月的清嗽止渴抑火化饮膏，11 月的养阴调中化饮膏。可见一年中都可开膏方，服用膏方。

那么，为什么其他季节服用膏方的人少得多呢？究其原因，一是春夏季人们的食欲往往较差，膏方易碍胃；二是天气转暖后，膏方易霉变。由于人体自身的原因及天时的影响，服用者自然减少，医院、店堂也收起了熬膏的器具。如今，冰箱的使用十分普及，气温在 20℃以上的，可以将膏方放冰箱中冷藏，在连续服用 1 个月后隔水蒸煮 1 次，可以杀菌防霉变，无变质之虞。从适应时令的需要、适应胃肠的需要来看，每料膏的药量不要太多，可在服完 1 料后由医生针对当时的具体情况调整方药，1 年内数次开方熬服，能适应春夏秋冬不同时令特点的调养需求。

第十一节 脑血管病的预防与治疗

警惕早春突发脑出血

初春乍暖还寒，高血压患者受冷风刺激，体表血管痉挛收缩、外周阻力增大、血压升高，一般增高10毫米汞柱以上，已经硬化脆变的脑血管经受不住高压的冲击，易导致血管破裂发生脑出血。

有些老年人户外活动少，肠蠕动缓慢，粪便在大肠内滞留，造成粪便干硬秘结、排便困难。晨起如厕时宽衣解带脱衣下蹲，体温骤然下降，握拳憋气用力排便，腹压加大血压升高，易导致脑出血。遇不顺心的事愤怒、暴躁或惊恐，情绪波动时，肾上腺素分泌增加，血压突然升高招致脑出血。低头负重、突然摔倒、剧烈咳嗽、打喷嚏等，颅内血管内压力增大，也是潜在的危险因素。劳累、失眠、兴奋也是诱因，应严加防范。

第十二节　妇科疾病

一、话说经闭

发育正常的女子和育龄妇女，周期性行经是一种生理常态。《素问·上古天真论》云："女子二七而天癸至，任脉通，太冲脉盛月事以时下。"如或当至而未至，或曾行经而又中断，或本已行经如常，忽又数月不行，同时伴有其他症状者，称为"经闭"，俗称闭经，乃妇科常见之症。寻其经闭缘由，可概括为虚、实 2 类。虚者多因阴血不足，血海空虚，无血可下；实者多为气滞血瘀，寒湿阻滞，脉道不通，经血不得下行。现今属阴血不足而经闭者实为少见，属气滞血瘀、寒湿阻滞者屡见不鲜。

本病的治疗原则是：虚者以补血为主，兼顾脾胃。脾胃乃水谷化生之源，虚甚而血枯者，又当补养肝肾，肝藏血，肾藏精，精为气血生成之本，和调五脏，令五脏安和，则气血畅通。实者应视因何而实，属气滞血瘀者应疏肝理气，活血行瘀；属寒湿阻滞者，应温经散寒，燥湿化积；如瘀滞过久，内停血干者，又宜破血逐瘀。但应适可而终，不宜过伐，以免耗伤正气。

范某，女，36 岁，2001 年 6 月 16 日初诊。

患者自诉婚后曾生一男孩，年已 6 岁。前些年月经尚可，近因家庭失和，纠纷不断，加之工作压力大等因素，月经已 6 个月未行。曾邀某人民医院妇产科主任诊治，服用雌激素 5 月有余，月经仍闭阻不通，但已形成"满月脸、水牛背"。伴郁闷不乐，烦躁易怒，胁肋胀痛，脘闷不适。舌红，边带紫色，脉沉弦而涩。

综观脉证，属肝郁气滞，气血瘀阻，不能行血而经闭。治以疏肝理气、活血化瘀之法，取红花桃仁煎出入。方中四物养血活血，配丹参、红花、桃仁行血逐瘀，加香附、玄胡、青皮、刺蒺藜疏肝理气而止痛。因其久瘀不行，更加炒甲珠6克（为末，黄酒对服），消瘀散积，闯关通络。3剂服后，经水来潮，夹瘀血而下。继以丹栀逍遥散调理而愈，半年后随访患者安然无恙。

二、白带异常艾灸治

白带异常中医称为“带下病”。是因患者肝脾不和，肾气素虚，又受到湿热之邪侵袭胞宫、阴器，导致任脉失固，带脉失约引起的。治疗上可采用艾灸方法，辨证取穴，疗效较好。

脾虚型患者带下色白，淋漓不断，面色萎黄少华，神疲肢冷，食欲不振，小腹发凉，腹胀便溏，舌质淡红、苔白腻滑，脉缓而弱，可取带脉、三阴交、足三里、脾俞、隐白等穴。灸带脉能益气固摄，调理任督2脉；三阴交平肝健脾利湿，补肾强精；足三里调理脾胃，利于气血化生，增强体质，促进康复；脾俞振奋中阳，健脾以助升清降浊，运化水湿；隐白补脾，益气摄血。诸穴合用可起到健脾益气，升阳除湿的作用。

肾虚型患者白带清冷，腰膝酸软，乏力，少腹冷坠，溲清便溏，或五心烦热，失眠多梦，舌质淡红、苔薄白，脉沉细。可灸带脉、三阴交、关元、肾俞、次髎等穴。带脉、三阴交补肾健脾，益气固摄；关元与肾俞配伍可强肾培元，固涩止带；次髎疏理下焦，清散郁热，补益虚损。诸穴合用以达滋阴补肾，培元固涩之功。

治疗时，将艾条点燃，右手持艾条与局部皮肤成45度角，点燃一端的艾头对准穴位处，相距约3.3厘米，以局部皮肤感到温热、泛红为度。每天艾灸1次，每穴施艾条温和灸15分钟，连续10天为1个疗程。

三、孕期感冒应对方法

怀孕前接种流感疫苗

一般的感冒症状较轻，如流清涕，打喷嚏，对胎儿影响不大，也不必服药，休息几天就会好的。

流感病毒感染是一种急性呼吸道传染病，简称流感，孕妇尤其易感染。怎样分辨是普通感冒还是流行性感冒呢？其实高烧就是流感最为明显的特征之一。相对于普通感冒，流感发烧一般会在 39℃ 以上，而且持续高烧比较常见。流感所致的高烧一般会持续 3～4 天时间，可能导致 3 个月内的胎宝宝发育畸形、死亡。重症流感是妊娠中晚期的高危因素。

一般流感多发生在冬春季或秋冬季，因此在这段时间准备怀孕的妇女，应特别关注中国疾病预防中心发布的疫情预测报告，注意做好预防工作。妊娠 3 个月之内的孕妇不宜接种流感疫苗，但流感对孕妇本人的健康和胎宝宝的正常发育都有很大影响，因此孕妇在整个妊娠期，尤其在妊娠前 3 个月和末期要特别重视预防流感。比较稳妥的方法是，在决定怀孕之前或怀孕超过 3 个月之后接种流感疫苗。

孕妇最好别吃抗感冒药

抗感冒药大多是复合制剂，含有多种成分，常见的有速效伤风胶囊、感冒通、康泰克、白加黑、康必得、感康、快克等。这些药大都含组胺，孕期不宜服用，特别是孕 4 周前。感冒药主要是对症，治标不治本，对孕妇又不是安全用药，所以建议孕妇最好不用抗感冒药。抗病毒药对胎儿有不良影响，孕妇不宜使用。若必须使用，必须在医生指导下进行。

退烧药的选择要慎重

孕妇发烧可以用对乙酰氨基酚（也叫扑热息痛）治疗，每次服用 1 片对乙酰氨基酚（500～1000 毫克），药效可持续 6 小时，即 24 小时内可服用 4 次。消炎痛（吲哚美辛）是孕妇禁忌的退热药，阿司匹林孕 32 周后也不宜使用。曾有报道，吲哚美辛类药物会导致胎儿心脏的动脉导管过早闭合、肺动脉高压等。布洛芬类、柴胡注射液等孕妇可用。如没有明确的细菌感染指征，如扁桃体炎、血压高、咯黄痰、流浓涕等，可不用抗生素。因为抗生素可通过胎盘作用于胎儿体内，有20%～40%的可能对胎儿构成危害，一定要在医生指导下选择安全的抗生素。祛痰、止咳药一般比较安全，但含碘制剂的止咳药孕妇不宜使用。

孕妇用药选择分为：

A级药物：对孕妇安全，对胚胎或胎儿无危害，如适量维生素。

B级药物：对孕妇比较安全，对胎儿基本无危害，如青霉素、红霉素、地高辛、胰岛素等。

C级药物：仅在动物实验研究时证明对胎儿致畸或可杀死胚胎，未在人类研究中得到证实。孕妇用药时需权衡利弊，确认利大于弊时方能应用，如庆大霉素、异丙嗪、异烟肼等。

D级药物：对胎儿危害有确切证据，除非孕妇用药后有绝对效果，否则不考虑应用，如硫酸链霉素（会导致胎儿听力减退等）、盐酸四环素（使胎儿发生腭裂或导致无脑儿）等，只能在万不得已时使用。

X级药物：可使胎儿发育异常，妊娠期间应禁止使用，如甲氨蝶呤、己烯雌酚等。妊娠期服药尽量选用临床多年验证无致畸作用的A、B级药物。

四、孕妇小腿抽筋试试温针灸

小腿抽筋在医学上称为“腓肠肌痉挛”。腓肠肌痉挛是痛性痉挛中最常见的一种，其特点是腓肠肌突然发作的强直性痛性痉挛、牵掣、痛如扭转，持续数十秒至数分钟或更久后会自动缓解。缓解后，多数如常人，只有少数存在局部压痛。这是很多准妈妈经常遇到的问题，尤其是妊娠3个月以后，在夜间和寒冷季节更容易发生。就其诱因，西医认为主要是怀孕后孕妇体重明显增加，使双腿的负担加重，如果走得太多、站得过久，导致局部酸性代谢产物堆积，或睡眠时间过长造成血液循环减慢，使二氧化碳等代谢废物堆积引起肌肉痉挛；孕妇膳食中钙及维生素D含量不足或缺乏足够的太阳光照，可增加肌肉及神经的兴奋性引起肌肉痉挛；寒冷因素可造成血液循环不畅、夜间血钙水平比日间要低而在夜间引起肌肉痉挛。

孕妇小腿抽筋归属于中医的“足挛急”“脚转筋”“痹证”范畴。中医学认为，该症的出现乃妇女妊娠后由于精血养胎会使肝血不足，筋脉失养，或下肢又外受风冷寒湿侵袭，经络气血运行不畅所致。治宜补肝血，舒筋脉，温经脉，祛寒湿。令孕妇取患肢在上的侧卧位，并将膝关节以下充分暴露，常规消毒后毫针直刺承山、足三里各1.5寸，施以小幅度捻转手法，有酸麻胀感出现后，将中间剪有小圆孔的硬纸片由毫针针尾套于针柄上，平放在针刺部皮肤上，取长约1厘米的一段纯艾段插于针尾部，用线香由其底部点燃，令艾段自燃成灰后，再取一段纯艾段如前法插于针尾部点燃施温针灸。如法每穴施温针灸5～10个艾段后起针，1日1次。

《灵枢·阴阳二十五人》云：“足太阳血气皆少则转筋。”指明了本病的病位居足太阳膀胱经。方中所取承山穴不但是足太阳膀胱经穴，同时也是小腿抽筋时症状发作部位，符合中医“经脉所过，主治所及”和“近部取穴”原则；足三里是足阳明胃经的主要穴位之一，又是强壮身心的大穴，两穴配伍共奏补气养血，舒筋活络之效。一般情况下连续治疗7～10次就会有明显效果。

第十三节 便秘

一、便秘药膳

便秘虽症状单纯，但病因较多，治疗须分型辨证，一般可分为肠胃积热、气滞不行、气虚失荣、血虚肠燥、阳虚寒凝等证型。推荐食疗方如下。

决明子茶：决明子 15 克。用开水冲泡，饮用时调适量蜂蜜。治疗内热便秘。

当归首乌茶：当归 10 克，生地 15 克，生首乌 10 克，蜂蜜适量。水煎代茶饮。用于治疗血虚肠燥便秘。

羊肉粥：肉苁蓉 15 克，羊肉 60 克。水煎取汁，再取大米 100 克与药汁同煮粥。治疗老年人阳虚便秘。

芝黄汤：黑芝麻 60 克捣碎，黄芪 20 克。水煮熟，调适量蜂蜜食用。治疗气虚便秘。

二、穴位埋线除便秘

一般治疗便秘多采用泻剂对症治疗，虽可缓解症状，但容易造成患者对泻药的依赖和便秘进行性加重。长期服用泻药还可导致营养不良等并发症，远期疗效并不满意。西安市中医医院采用穴位埋线疗法治疗便秘，取得了不错的疗效。

穴位埋线是根据针灸的原理将羊肠线埋入不同的穴位，通过羊肠线对穴位的持续弱刺激作用（相当于持续留针），达到治疗疾病的目的。穴位埋线治疗便秘是将线埋在对应穴位上调理气血，疏通腑气以达到润肠通便的疗效。将羊肠线埋在体内，逐渐软化、液化、吸收，比一般针刺感应在穴位上的时间长几十倍，可以使刺激更持久、柔和，达到长期治疗的目的，并且安全，无毒副作用。

三、揿针埋刺可通便

便秘是由于脾之转输功能失调，不能正常输布津液，或因大肠传导功能降低，使肠中津亏燥结、粪便久滞于肠后水分过度吸收而致。针灸治疗可取腹结穴（左）、支沟穴、照海穴。

患者取仰卧位，常规消毒后，医者以左手拇、食二指向左右扒紧穴旁皮肤，右手用镊子挟住图钉型揿针的尾部垂直刺入腹结穴（左）、支沟穴、照海穴，使针尾部的圆圈平放于皮肤上并用创可贴固定。嘱患者保持埋针处皮肤的清洁和干燥，不要使揿针和创可贴脱落。患者每日可以按压埋针处 3 ~ 5 次，每次每穴数分钟，以胀痛为度。治疗期间忌食辛辣刺激、鱼虾等上火之品。一般埋针后最长 3 天、最短 10 小时即可排便，然后起针即可。

腹结穴隶属足太阴脾经，是腹气聚集具有健脾化湿、降逆促便作用的穴位。选取左侧腹结穴是因该处深部为降结肠的部位，通过刺激穴位可以促进降结肠蠕动和收缩，解决肠胃蠕动的问题，增强脾的运化功能以促进排便。埋针刺激支沟穴可通过修复受损肠壁内神经丛，促进神经递质释放，改善便秘患者的结肠转运功能，增加结肠动力，进而缩短结肠传输时间，对结肠转运功能有一定的调节作用。照海穴属足少阴肾经，是八脉交会穴，通阴跷脉，有补肾生精的作用。支沟、照海是治疗便秘有特效的常规对穴。揿针埋刺法治疗便秘方便快捷，起效快，无毒副作用。

四、针灸治疗中老年习惯性便秘

习惯性便秘又称功能性便秘，是指大便秘结不通、排便周期延长或欲大便而艰涩不畅的一种临床症状。临床采用中医针刺、贴耳穴、自我按摩治疗中老年人习惯性便秘有一定疗效。

体针：气海、足三里、上巨虚、天枢、大肠俞、支沟、中脘、合谷，穴位局部用 75% 乙醇棉球或棉签由中心向外擦拭消毒后，选用1.5寸毫针，施以提插捻转平补平泻。得气后留针20～30分钟，用TDP治疗仪烤电治疗，留针30分钟，每天1次，14天为1个疗程。本病多为中老年人脏腑功能减退或饮食失调所致，治疗以促进肠蠕动为主。

贴耳穴：脑干、枕、皮质下、大肠、三焦、腹、内分泌、耳郭局部用75%酒精常规消毒后，用粘有王不留行籽的胶布，贴在耳穴上，并用手按压使之固定。

一般每次贴压一侧耳穴，两耳交替，每天按压刺激穴位3次，每次5分钟左右。每隔3～5天贴1次，1个月为1个疗程。人体十二经脉均直接或间接与耳联系，刺激耳穴能疏通经络，运行气血，调节脏腑功能，防治便秘。耳穴贴压可刺激穴下神经，通过自主神经反射，副交感神经兴奋，增强肠蠕动和便意刺激。

自我按摩：①摩腹：患者取仰卧位，用手掌在腹部顺时针抚摩500～1000次，每天1次，增强肠蠕动；②揉足三里穴，患者取坐位，用拇指指腹顺时针按揉足三里200～600次，每天1次。按揉足三里穴具有健脾和胃，通经活络，益气养血的作用。

中医认为，本病多为中老年人脏腑功能减退或饮食失调所致。习惯性便秘不仅给中老年人带来生活上的痛苦，而且还可以成为急性心力衰竭、心肌梗死、脑出血等急性心脑血管疾病的诱发因素。在日常生活中，中老年人应该多吃膳食纤维，如蔬菜、水果等食物；要定时起居，无论有无便意，每天定时排便。

第十四节　耳穴的选择与运用

一、耳穴压豆选穴很重要

耳穴压豆法，是用胶布将药豆准确地粘贴于耳穴处，给予适度的揉、按、捏、压，使其产生麻、胀、痛等刺激感应，以达到治疗目的的外治疗法。王不留行籽、绿豆、白芥子、六神丸等都可以作为耳穴压豆的介质，但是因为王不留行籽有活血通经、消肿止痛的功效，所以王不留行籽最为常用。采取耳穴压豆的方法能调节患者脏腑功能、镇静止痛、疏通经络、调和气血，增强患者体质，调解患者心态，帮助患者康复。

在穴位的选择上主要遵循以下几个原则：根据中医理论选穴，如失眠选心穴；根据疾病相应部位选穴，如胃病选胃穴，肝病取肝穴；根据现代医学原理选穴，如高血压取降压沟；根据临床经验选穴，如癫狂选神门。

因神经衰弱引起的失眠多梦的患者在神经科较为常见，因此神门、皮质下、心三穴是选用最多的穴位。

这是因为神门、皮质下为全耳安神效果最佳的穴位，而“心主神明”，睡眠障碍多与心气不足、心血失养有关，故心穴为安神要穴；伴有头痛者配以枕穴，伴有耳鸣者配以补肾聪耳的内耳、外耳、肾穴。

住院病人大多情志不畅，而肝主疏泄，可以调节情志及气血运行，故肝穴也常被选用。

二、耳穴压豆的操作要细致

除选穴外，耳穴压豆的操作也必须特别细致。根据患者病情选择1～2组耳穴，先进行耳穴探查，找出阳性反应点，并结合病情，确定主、辅穴位，以酒精棉球轻擦消毒，左手手指托持耳郭，右手用镊子夹取割好的方块胶布，中心粘上准备好的药豆，对准穴位紧贴压上，并轻轻按揉1～2分钟。每次以贴压5～7穴为宜，每日按压3～5次，2组穴位交替贴压。

第十五节 肩颈

一、肩周炎

肩周炎是一种粘连性肩关节囊炎，目前是指冻结肩，有的是因创伤而引起，多数原因不明，可严重影响病人的生活质量。临床上最为常见，俗称五十肩、冻结肩等，好发于40～50岁，起病缓慢，肩周钝痛，有夜间痛，渐出现肩关节活动困难。肩关节前屈外展、旋外、内旋后伸障碍最明显。患者无法梳头、洗脸、洗澡、用筷子、穿衣困难等。病理为肩关节囊挛缩，尤其是喙肩韧带的挛缩。该病为自限性疾病，症状明显时用非甾体抗炎镇痛药配合针灸理疗和运动治疗，可痊愈，肩功能完全正常。

二、靠床看书伤颈肩

很多人下班回到家，喜欢往沙发或床上一躺，翻翻杂志，看看电视。但专家指出，将头、背靠在床头，整条腿平放，或坐或卧地在床上看书这种姿势很伤脊椎、骨盆与膝盖，长期下来，会引起肩颈痛、头痛、腰酸、腿麻、无力等。

由于床垫柔软，半躺半坐的姿势会让骨盆摇晃下陷，也可能因僵硬造成压迫推挤，身体重量完全压在骨盆的坐骨及臀肌上，骨盆及脊椎周边肌肉为维持身体平衡会过度收缩用力，在造成骨盆结构斜歪扭转的同时，进一步增加脊椎关节间的压力。双脚也可能因骨盆姿势不良而不自觉用力，使后腿肌肉更加紧缩，加速髋骨及膝盖关节斜歪磨损。

此外，当背靠在床头时，胸腔和后脑勺全部被顶直前推，身体所有的肌肉特别是上背近肩颈处附近被迫用力前推挤压，不仅肌肉紧绷产生酸痛，甚至还会影响循环系统和神经系统运作，对脊椎甚至整个身体造成极大伤害。

为此专家提醒，躺着和看书最好不要一起进行。看书时，上身端正，胸部稍稍挺起，把书举起来，眼睛平视，以减轻肌肉疲劳。如果做不到这么标准，坐在床上看书也别超过 15 分钟，可以适当地改成将一腿弯曲、另一腿伸直的姿势，两三分钟交换一下，避免让身体的受力点集中在骨盆或者腰椎 1 个点上。

三、颈肩腰膝疾病与影像技术

对于没有医学常识的人来说，“骨刺”这个词看上去有些可怕，容易让人联想起鱼刺，鱼刺扎一下手会很痛，何况长在了腰里、颈椎里呢？其实，不仅仅是病人，一段时间以来，医生也把治疗颈腰膝病的重点放在骨质增生、突出的椎间盘、增厚钙化的韧带筋膜上，导致出现过多使用手术，过分依赖病灶切除和置换的现象。临床表明，很多病人不必挨那一刀，而且很多病人手术后也未见症状有明显的好转。

从伦琴发现 X 射线到现代的 CT 以及磁共振成像技术的发展，医学有了质的飞跃。作为一直以手摸心会为诊治方法的中医伤科也从中受益良多。许多新的整脊、正骨、理筋手法都是在影像基础上发展完成的。可以说，影像技术把中西医间相互印证、相互补充、相互融合的机制推向了一个更高的层面。

四、中医综合疗法治肩周炎

肩周炎采用中医综合疗法治疗可取得事半功倍之效，方法有手法推拿、练功、内外用药、小针刀、针灸等。

手法推拿：患者取坐位，施治者先采用捏搓手法，捏搓 10 ~ 15 分钟，接着在肩髃、肩髎、巨骨、天宗、曲池等穴位用拇指指腹做按、掐、揉手法，然后用分筋手法推按肩关节周围的筋络，最后以肩关节为轴心，采用牵引、抖动、环绕、捋顺、归挤、顺散手法。

练功或功能锻炼：可做肩外展、前屈、后伸、旋后等动作，如“弯腰画圈”“上肢回环”“手指爬墙”“手拉滑车”等方式，活动时要用力，以感到疼痛为宜，以防再粘连，促进功能恢复。

内外用药：治宜祛风散寒，活血通络，补益气血。内服可选用中成药小活络丹或以独活寄生汤煎汤内服，外用跌打风湿膏、云南白药膏。

小针刀：选择肩前侧、外侧、后侧 3 个部位痛点进针，疏通经络，剥离粘连，达到通则不痛之效。

针灸：基本穴位可取肩髃、肩前、肩贞、条口、压痛点，配穴孔最、地机、手三里、支正、承山。

第十六节　灸法的运用

一、艾灸治病4则

腹泻：取天枢穴（脐中旁开2寸处）。采用温和灸法，手持点燃艾条，对准穴位距皮肤3厘米左右，以病人感到温热为度，左右穴每次各灸10～15分钟，每日2～3次。

阳痿：取关元穴（脐下3寸）。用陈艾做成中等艾炷，直接灸关元穴，每穴灸15分钟左右，每周1次，3次为1个疗程。隔1周进行下1个疗程，一般2个疗程即见效。

失眠症：取百会穴（两耳尖直上，头顶正中处）。每晚睡前用艾条灸百会穴10～15分钟。

初起疖肿：①温和灸。将点燃的艾条对准初起疖肿，固定一点灸，距离以患者局部对热力能耐受为准。②盘旋灸。将点燃的艾条在疖肿上盘旋灸，距离同上。此法用于治疗红肿范围大的疖肿。

二、灸法的妙用

艾灸疗法历史悠久，源远流长。它源于石器时代，春秋战国时期广泛使用，如有“越人熏之以艾”（《庄子》），“七年之病求三年之艾”（《孟子》）之记载，到现在仍风行不衰。艾灸属于温热疗法，源于北方。《素问》曰：“北方者……风寒冰冽，其民乐野处而乳食，藏寒生满病，其治宜灸焫。”艾灸能防病也能治病，可以提高免疫力。古谚云：“若要安，三里常不干”，“三里灸不绝，一切灾病息”，就是要经常将足三里穴艾灸到起水疱（所以叫“不干”）。这是上千年的经验总结，确有实效。现在很多人知道艾灸能治疗一些常见病，比如感冒、冻疮、风湿骨痛等，其实艾灸还有其他一些鲜为人知的特殊用途，笔者聊述如下：

虫蛇咬伤：被虫蛇（比如毒蛇、蜜蜂）咬伤后，在反复冲洗伤口和扩创排毒后，可用艾条灸伤口。即用艾条放于伤口处，反复灼烧2～3次，蛇毒或蜂毒遇到高温高热时，发生蛋白质变性而遭到破坏，失去活性与毒性。此法虽然痛苦，但疗效显著。

手足癣：艾灸足三里、三阴交、涌泉穴，还有发痒的部位（类似阿是穴）。笔者试过多次，多次显效。

咳嗽：现在流行冬病夏治，多用三伏灸。但笔者经验发现，艾灸简单易行，疗效优于三伏灸。艾灸止咳选穴不宜多，膻中、肺俞、大椎、足三里四穴足矣。

痛经：艾灸气海、关元、大肠俞和足三里，疗效确切。产后宫缩痛如法炮制，也多有良效。

鸡眼：直接对准鸡眼施灸，温度比普通的灸法高一些，通常3～5次即会脱屑。

小儿营养不良：当下小儿营养不良和免疫力低下者并非因缺衣少食，而是脾胃虚弱、吸收功能差所致，艾灸健脾和胃效果极好。通常艾灸下腹部丹田处、背部督脉和膀胱经，以及足三里穴即可。

小儿遗尿：遗尿是小儿常见病。笔者尝试采用艾灸疗法，主要选关元、肾俞、百会和至阴穴，多有良效。

艾灸结束以后，剩下的艾灰可以止痒、除味、燥湿，还可以给花草做肥料。

三、每日一灸提高免疫机能

早在春秋时期，人们就开始广泛使用艾灸法。灸法在我国古代用于延寿健身，被称为长寿健身术。

古代中医名家华佗通晓养生之道，精通方药，治疗疾病时，如果应当用灸法，就只选用一两个穴位，每个穴位也不过灸七八个艾炷，病立刻就好了。唐代著名医学家孙思邈，幼时多病，及至中年开始用灸法健身，常令艾火遍身烧，93 岁时仍视听不衰，神采甚茂，甚至年过百岁还能精力充沛地著书立说。

施灸的原料很多，以艾为主，艾叶气味芳香，易燃，具有温通经络、行气活血、祛湿逐寒、消肿散结、回阳救逆及防病保健的作用。

现代家庭可以将艾条的一端点燃，对准应灸的腧穴部位或患处，距皮肤 2 ~3 厘米进行熏灸，使患者局部有温热感而无灼痛为宜，至皮肤红晕为度。也可用药物将艾炷（艾条内的艾绒用手搓捏成圆锥形，大小如黄豆粒）与施灸腧穴部位的皮肤隔开，进行施灸。

所用间隔药物很多，如隔姜灸：将鲜姜切成直径 2 ~3 厘米、厚 0. 2 ~0. 3 厘米的薄片，中间以针刺数孔，然后置于应灸的腧穴处（常用神阙穴）或患处，再将艾炷放在姜片上点燃施灸。当艾炷燃尽，再易炷施灸，以皮肤红润而不起泡为度。常用于因寒而致的呕吐、腹痛、腹泻及风寒痹痛。隔盐灸：用食盐填敷于脐部，或于盐上再置一薄姜片，上置大艾炷施灸。多用于治疗伤寒阴证或吐泻并作、中风脱证。

日常可以使用艾灸强身健体，常用穴位包括足三里（位于小腿前外膝眼下 3 寸，胫骨前嵴外侧一横指处），气海（位于腹正中线脐下 1. 5 寸处），关元（位于腹正中线脐下 3 寸处），中脘（位于腹正中线脐上 4 寸处），合谷（两手虎口第二掌骨桡侧的中点处）等。关元、气海、足三里是人体强壮保健要穴，每天艾灸 1 次，能调整和提高人体免疫机能，增强人的抗病能力。尤其对于女士，艾灸此 3 个穴位后，神清气爽，容光焕发，特别是小腹部十分舒畅。

选准穴位后，点燃药用艾条，对准穴位，每穴悬灸 5 分钟，以各穴位皮肤潮红为度。1 个月为 1 个疗程。使用时注意力要集中，艾火与皮肤的距离，以受灸者能忍受的最大热度为佳，注意不可灼伤皮肤。

四、艾炷隔盐灸治腹泻

腹泻可分为急性腹泻和慢性腹泻 2 大类。中医学认为，胃为水谷之海，主降，脾主运化，主升，脾胃健旺、脾健胃和，则水谷腐熟吸收功能正常，气血以行营卫；一旦由于饮食失节，寒温不调等致脾胃受伤，水反为湿、谷反为滞，精华之气不能运化乃至合污下降而泄泻作矣。笔者采用艾炷隔盐灸法治腹泻，简便易行，患者不妨一试。

患者取舒适仰卧位，宽衣解带并使腹部充分暴露。取神阙穴（肚脐眼），将适量精盐填平肚脐眼后，把纯艾绒用拇、食二指搓成纺锤状，再以拇、食、中三指捏紧，置于平板上用力压紧，制成上尖下圆、呈圆锥形如大花生米大小的艾炷，放于精盐上，用线香由艾炷顶尖部点燃，令其自燃成灰。或患者自觉施灸部有发烫感时将艾炷移除，再如前法换一壮继续灸，不拘壮数，连续灸至患者自感肚腹内温热、舒服为度。清除艾炷、肚脐眼中精盐后，随即用医用膏药贴敷肚脐眼，防止施术后受风寒。每日 1 次，连续灸至痊愈后再巩固一两次。

“神阙穴”名首见于《外台秘要》，历代文献又有“命蒂”“脐中”“气舍”“环谷”“维会”之称。位于腹部中央，为生命之蒂、中下二焦之枢纽。《针灸穴名解》曰：“……先天之结蒂，又为后天之气舍，此间元气尚存，在内紧接近大小两肠，大肠为传导之官，变化出焉，小肠为受盛之官，化物出焉……”该法治疗腹泻与神阙穴自身特有的功能及神阙对艾灸的敏感性有关，通过热刺激可以调理脾胃、补益气血、温脾，同时又引食盐入其所属肾经，补益肾阳、暖肾，从而达到无须内服任何药物而治愈腹泻的目的。

五、阳虚体质最适合三九灸

中医认为，冬至后的 3 个九天，是全年天气最冷、体内阴气最盛的时段。这个时间段试用艾灸强筋健体，对支气管哮喘、慢性咳嗽、反复感冒、膝关节炎、老寒腿和妇女产后腰痛等疾病均有疗效。

三九贴增强人体抵抗力

冬至后天气寒冷，人体阳气内敛，气血运行缓慢，而“三九”是大自然处于阴阳交替阶段，也是人体阳气最弱的时候。阳气弱抵挡不住外寒湿邪，人就容易患病，尤其是呼吸道疾病。

此时根据中医“虚则补之”“寒则温之”和“内病外治”的理论，在“三九”时段采用具有辛散温通功效的中药进行穴位敷贴治疗，可疏散体内的风寒、温补肺肾，达到疏通经络、平衡阴阳、止咳平喘、调和脏腑的功效；利用药物敷贴穴位，扶助人体的阳气，从而达到增强人体抵抗力、祛除疾病的目的。“三九贴”常用中药为白芥子、延胡索、甘遂、肉桂等药物，研细后调成糊状，做成直径约1厘米的药饼，用胶布将药饼固定在相应穴位上，成人贴敷2~4小时，小儿贴敷0.5~2小时，穴位上的皮肤就会有蚂蚁走过一样的感觉，或发红，或有灼热、疼痛感。此时，热药饼对人体不同穴位产生温热刺激，热气被吸收进不同穴位，达到促进血液循环的作用，也就等同于阳气进入体内，使体内阴阳达到平衡的状态。阳虚体质者最适合。

理论上，冬季易犯的疾病均适宜“三九贴”，如儿童和成人支气管哮喘、慢性咳嗽、反复感冒、过敏性鼻炎、慢性支气管炎、慢性咽炎等多种肺系统疾病，以及体质虚弱、阳气不足怕冷、腹痛腹泻等多种阳虚型疾病，还能治疗关节疾病、老寒腿和妇女产后腰痛、痛经等。

需要提醒的是，该疗法并不是人人适用，有呼吸道感染、发热的患者，有高热、心绞痛、局部皮肤溃烂患者，特殊体质及有接触性皮炎的患者，2岁以下孩子、孕妇、对胶布过敏者不宜贴敷。另外，由于有些贴敷药物有磁性成分，因此安装有心脏起搏器的心脏病病人也要谨慎选择。

六、灸脐法治口腔溃疡

熏灸方法：用艾绒或加入其他药物（如丁香、吴茱萸、附子、细辛等以加强作用）做成的艾条，点燃对准脐部进行熏烤（悬灸），直到病人感觉温热舒适。即将艾条燃端固定在一定的高度（一般距离2厘米左右），连续灸5～10分钟至局部发红为止。也可配合雀啄灸，每日1次。重者加灸1次。

治疗时注意防止烧伤，孕妇勿灸。

中医认为，本病与心脾肺胃等脏腑关系密切，由于口腔与咽喉肺胃相连，为诸经循行会聚之处，故无论外感内伤均可在口腔黏膜出现病变，外邪以风、火、燥为多见，体质异常、素体阴虚、精神紧张、睡眠不足、阴液耗伤、虚火上炎为本病常见的发病因素。

根据中医学经络学说的观点，采用上病下治的原则。先人认为，脐疗法是以药丸纳入脐中外盖膏药，或以药饼敷脐胶布固定，或熨脐、灸脐（亦称灸神阙穴）或在脐部拔罐，以治疗某些急慢性病的外治法。又认为中焦之病，以敷脐为主，对上、下焦之病也可用敷脐，上下相应。可见艾条灸脐既有穴位的刺激作用，又有药物本身的功能（艾叶性味辛温芳香，具有温经通络，祛除寒湿，回阳救逆等作用），它可通脐，借经脉特别是任督经之循行以达病所，而治愈疾病。此法简便易行，见效较快，无痛苦和不良反应。

七、治疗疑难病宜少针多灸

1973年长沙马王堆三号汉墓出土的古代针灸佚书帛书《足臂十一脉灸经》和《阴阳十一脉灸经》，主要论述十一脉循行主病及灸法。灸法系统理论见于《素问·异法方宜论》，其曰："北方者，天地所闭藏之域也，其地高陵居，风寒冰冽，其民乐野处而乳食，藏寒生满病，其治宜灸焫。"王冰注："吹艾烧灼，谓之灸。"《灵枢·官能》曰："针所不为，灸之所宜。"《医学入门》更是简单明了地指出："凡病药不及，针之不到，必须灸之。"灸法治疗慢性疾病和顽固性疾病，如陈旧性面瘫、Hunt 面瘫疗效显著。灸法有延长恶性肿瘤病人的生存时间并抗放、化疗不良反应的功效，故笔者结合中医经典理论总结出“治疗疑难病宜少针多灸”的理论思想。

慢性疾病、顽固性疾病及疑难病症的表现以阳虚为主，寒多热少，病因是机体的“阳虚”引起诸多症状，因虚致病。由于现代人们习惯大量嗜寒饮冷，昼夜颠倒，损伤阳气或者嗜肥甘厚味，中焦脾胃受伤或饱思淫欲，下元耗损，肾精亏耗，阴损及阳，阳气大虚。治当虚者补之，寒者热之。在治疗过程中若只采用针刺之法，大多不能达到理想的效果，这主要是因为，针刺方法虽有“补泻”之分，但总体是以“泻为主”。于是在治疗这些疾病时，以灸为主，少针多灸。笔者认为，“一针通九窍，针为导引，不在于多”，用针如用药，就好比中药方剂里的“经方”一般只有几味药，有的甚至只有一味药，加上引经药也只有两三味。针不在于多，而在于用准，手法到位，加上多灸，就会疗效显著。灸法本身具有温经通络、温阳补虚、行气活血、祛湿逐寒、消肿散结、回阳救逆及防病保健的作用，亦要求穴位准，取穴精当，而不在于猛烈，要使病人易于接受。笔者结合临床，特别注意“先灸上部，后灸下部；先灸阳穴，后灸阴穴；先灸阳部，后灸阴部”，认为上部、阳穴、阳部皆为阳，而阳虚为主症时，皆因“阳”不足为主，故当先扶阳固本，治疗上灸法显然优于针法。

八、胃脘痛利用艾灸解除

胃之受纳、腐熟及消化功能依赖于脾气的运化、肝气的疏泄与肾阳的温煦，故胃脘痛与脾、肝、肾的病变有关。胃脘痛的病位在胃，多由过食生冷，寒邪犯胃，寒积于中，阳气被遏；或饮食不节，中焦失运，内蕴湿热，气机阻滞；或忧思恼怒，肝气郁结，横逆犯胃，气滞日久，血行瘀阻，瘀血内结，不通则痛，久痛伤胃络，致气机不畅，胃脘疼痛。气的运化失常，“不通则痛”是发病的核心。

取中脘、内关、足三里穴，将艾条点燃端对准穴位，与皮肤距离约3.3厘米，成45度角，以患者自觉穴位局部温热、视之泛红，中脘穴处向腹内、内关穴处沿前臂掌侧中间向肘关节传导，足三里穴处沿胫骨外缘向足部传导，但不致烫伤皮肤为度，温和灸15～20分钟。按先左后右：左内关—左足三里—中脘—右内关—右足三里的顺序，每日1次，15次为1个疗程。

内关穴归手厥阴心包经，为本经络穴，又是八脉交会穴之一，通于阴维脉，有和胃降逆，宽胸理气之功，为治疗情志失和、气机阻滞所致胸、胃、肠疾病的主要穴位之一，对胃痛、恶心、呕吐等胃肠症状有确切的疗效，能调理胃腑气机，和胃止痛。足三里是胃经要穴，具有补脾健胃、增强免疫功能、消除疲劳、延年益寿的保健作用，还有使胃痉挛趋于弛缓、胃蠕动强者趋于减弱、胃蠕动弱者立即增强、胃不蠕动者开始蠕动的良性双向调节作用，故刺激该穴对因受寒或饮食所伤引起的胃痛可起到缓解或止痛的效果。中脘属任脉，为任脉、手太阳与少阳、足阳明之会，胃之募穴，八会穴之腑会，穴位下正好是胃体中部，具有调理脾胃，化湿降逆（在于升降、燥湿的调理）的作用。艾条温和灸这3个穴位，可协同起到疏肝理气，温胃散寒，调中降逆，调补脾气，健中和肠之效。

第十七节　脾胃病的保健与治疗

一、浅议“胃不和则卧不安”

“胃不和则卧不安”首见于《素问·逆调论》，原文说：“人有逆气不得卧而息有音者，有不得卧而息无音者，有起居如故而息有音者，有得卧行而喘者，有不得卧不能行而喘者，有不得卧卧而喘者……不得卧而息有音者，是阳明之逆也。足三阳者下行，今逆而上行，故息有音也。阳明者，胃脉也，胃者，六腑之海，其气亦下行。阳明逆不得从其道，故不得卧也。《下经》曰：胃不和则卧不安，此之谓也。”

该文说明了脏气不调而导致卧与喘息声音的关系，但并没有说明卧即是睡眠。后世医家也多从其说解释平卧与喘息的关系。例如杨上善注文说：“故津液受邪，不能得卧，卧即喘也。”张介宾说：“在胃者，不得卧而息有音也。”但也有将“胃不和则卧不安”解为“胃中不和而致不可安眠”者，且有不少发挥。如很多人认为“胃不和”是说胃中有积滞不得卧而少寐，持此论点的主要是程国彭。他在《医学心悟》中说：“有胃不和者，胃中胀闷疼痛，此食积也，保和丸主之。”后持此论点者更是大有人在，当今不少教科书中也多持此观点。

笔者认为，《黄帝内经》中说的阳明气上逆所导致卧不安这种提法不错，但引起胃气上逆的原因不仅仅是胃中宿食。胃中不和概括了脾胃功能失常所出现的一切病证，除了胃中宿食及胃气上逆外，还包括胃中虚寒、胃中实热、脾胃气虚、胃中阴虚、脾胃湿热、脾胃痰火等证，症见胃脘胀满或胀痛，嗳气时作，恶心呕吐，嘈杂吐酸，不欲饮食等。甚则还包括肝、胆、心在内，和脾胃相兼的病证，如肝胃不和、肝经湿热犯胃、肝胆胃气郁、肝胆火伤胃、肝胆湿热致脾胃湿热、肝胆气逆致胃气上逆、心脾两虚等。这些病症的出现皆可能影响睡眠，这时还是以治疗主要发病机制为主，兼以调和脾胃。

二、过年消化不良，来杯山楂麦芽茶

过年“食”字当头，走亲访友，无论走到哪里都离不开吃。各种肉类是餐桌上的主菜，再加上八门五花的煎炸食物，进食各种高脂肪类的食物比平时多得多，导致不少人消化不良、胃口变差。在此建议来杯山楂麦芽茶，不但口感非常好，还能消食导滞。

具体做法：取山楂 15 克，麦芽 20 克，白糖 5 克。把山楂洗净、去核、切片，麦芽洗净，放入炖杯内，加水 200 毫升，置于武火上烧沸，再用文火煎煮 20 分钟，去渣，加入白糖拌匀即成。山楂不仅酸甜味美，还能促进消化液的分泌，可增加胃中酶类，促进脂肪食积的消化，增进食欲。麦芽性平，味甘，归脾、胃经，擅长行气消食，健脾开胃，用于食积不消，脘腹胀痛，脾虚食少者。

三、老人过节当防肠梗阻

新春佳节，无论是在家自己烹制还是到饭店就餐，美食都是过节的重要节目。吃团圆饭，顿顿都是多肉、多油、多糖和多盐的食物，而这“四多”不仅是消化系统疾病及高血压、高血脂的罪魁祸首，对于老年人来讲，还容易引起食物性肠梗阻。肠梗阻指肠内容物在肠道内通过受阻，为常见急腹症之一，由肠粘连、肠炎或肿瘤、消化道功能低下、蛔虫、肠道异物、粪块、结石等因素引起。在老年肠梗阻中，又以食物性肠梗阻多见，危害性也大，当引起足够重视。

老年人由于全身各脏器的退行性改变，肠道功能低下，肠道的消化、吸收、分泌、顺逆蠕动等功能易出现紊乱，一般成年人能消化的食物，在老年人的胃肠道内可能不易被消化。这些未完全消化的团块成年人可顺利排出，老年人则可能排不出，因而堵塞肠腔，导致肠梗阻。老年人肠道消化液分泌减少，加之肠蠕动无力，常有习惯性便秘，食物残渣聚集成秘结的粪块也可引起肠梗阻。老年食物性肠梗阻形成后，一般很难经保守治疗使梗阻解除，大多需要手术治疗。手术不仅伤身体，也可能带来一些新的并发症，因此，老年人要想有效预防食物性肠梗阻，饮食上应注意以下几个方面：

合理饮食。老年人应多选择易消化、含纤维素多的植物性食物，少食动物性食物。食物加工或烹饪要精细些，以利于咀嚼。动物类食品更应熟烂后食用，以便于消化吸收。一些不易嚼烂、易形成团块的食物，如糯米、葡萄、香菇、竹笋、黄豆芽等，要尽量少食。

防止便秘。老年人患习惯性便秘者较多，除平时应多活动、多饮水、多摄入膳食纤维，少吃辛辣食物外，必要时可选用些药物调节肠道分泌功能，促进肠蠕动，保持肠道菌群平衡，帮助粪便软化，预防肠梗阻。

咀嚼充分。老人牙齿衰老、脱落，易造成咀嚼不全。加上肠道蠕动功能降低，食物不易分解，未经充分咀嚼的食物遇水膨胀，就可能导致肠腔堵塞。所以，老人更应经常清洗口腔，勤刷牙。如牙齿脱落过多，最好安装假牙。重视牙齿保养或修复，是预防食物性肠梗阻的重要一环。

治疗原发病。许多慢性病尤其是消化系统及心血管疾病是引起肠梗阻常见的原发病。临床观察发现，消化道溃疡的患者发生食物性肠梗阻的概率明显增高，肺心病老人卧床多、活动少，肠道功能较健康老人明显降低，发生食物性肠梗阻的机会也会增加。所以，积极治疗原发病，也是预防食物性肠梗阻的一个方面。

四、针刺三穴呃逆立停

王先生自述 2 天前因感冒在一诊所输液，输液后感冒症状有所好转，可是突然开始不停地打嗝，尝试了很多方法都不见效。大夫当即给他扎了几个穴位，并给予胃脘部红外线照射，2 分钟后呃逆停止。

健康人出现短暂呃逆（俗称打嗝）多会自行消失，或可用简单方法如刺激咽部、屏气等加以消除，但对于顽固性呃逆多无效。王先生输液治疗后发生呃逆，主要是因为患者本身胃气较弱，寒邪容易犯胃，寒气直中经络，寒气收引，致气机逆乱，导致胃气上逆而出现呃逆。现代医学认为，呃逆由胃部疾病或中枢神经、外周神经受到物理、化学刺激引起兴奋性紊乱，迷走神经自稳功能失调，横膈膜发生痉挛性收缩而致。

用针刺结合红外线照射的方法治疗呃逆，可以取得立竿见影的疗效。针刺穴位选用攒竹、内关、头针胸腔区。内关穴为心包经之穴，又为八脉交会穴，通阴维脉，有理气调中、宽心下气、和胃止呕、安神镇静之功。攒竹是足太阳膀胱第二穴，因足太阳膀胱经挟脊，故与膈、脾、胃相连，有调整气机升降出入，降逆止呃的显著功效。头针胸腔区为治胸腔区疾病特效穴，且局部红外线照射可直接达到温胃散寒，舒肌止嗝之效。

第十八节　情志心神的保健

一、以茶解忧

唐代药学家陈藏器在《本草拾遗》中曰："诸药为各病之药，茶为万病之药。"说到茶对心病的药理功效，历史上有多位名人予以高论。

唐代陆羽在《茶经》中称茶能"涤烦"，宋代苏轼在《东坡杂记》中称茶能"除烦"，元代忽思慧在《饮膳正要》中称茶能"清神"，明代李时珍在《本草纲目》中称茶能"使人神思闿爽"，清代王孟英在《随息居饮食谱》中称茶能"清心神"，此外还有茶能"破孤闷"之说。而唐代茶道大师皎然在《饮茶歌诮崔石使君》中则有三方面的概括："一饮涤昏寐，情来朗爽满天地；再饮清我神，忽如飞雨洒轻尘；三饮便得道，何须苦心破烦恼。"由此可见，茶犹药也。以茶解忧，既可以疗身，更可以疗心。以茶解忧，疗以心病，不同的"心痛"，施以不同的"茶药"，便会收到意想不到的疗效。

当失望、无奈、苦闷之时，泡一杯清澈甘醇的乌龙茶，静思冥想，便会感悟出生活就是由苦与乐交织成的，在品过苦涩之后才能体味出浓香；当愤怒、不安、暴躁之时，泡一杯澄碧清香的龙井茶，静心而思，让心灵归于沉静，自得一份心静、心宽、心安；当疲惫不堪，急火攻心之时，泡一杯涩涩的苦丁茶，汤色黄中透红，滋味鲜爽，沁人心脾。

以茶解忧，可以清心明志，教人明理，遇到过急之事可以避免怒伤肝、恐伤肺的情况发生。

以茶解忧，还可以引导"心病"，使患者暂时忘却病痛带来的苦恼，意境开阔、心情舒畅，有利于身体康复。

茶之疗效贵在使人静心、解惑，转悲为喜，转忧为欢。既能化解心中之郁气，也理疗了心中之伤痛，使心情变得冷静和泰然，将一切烦恼与忧郁置之度外，让心灵复苏，使信心重现，从无望中看到希望。

二、读书使人睿智，更使人长寿

读书使人聪明睿智

书是知识的源泉，尽管电子出版物的出现对纸质出版物造成一定的冲击，但读书的目的和人们的阅读兴趣却是不变的。有美国专家指出，阅读印刷的文字读物，更容易被人领会，给大脑打下的烙印也更深。读书能增加人的智慧。他们对美国 850 所普通学校在校学生的调查结果表明，经常从图书馆借阅书籍的学生，在国家举行的相关标准测试中的成绩总是高于平均水平。

联合国儿童基金会在发布的《世界儿童状况报告》中指出，人类生命的前 4 年到第 8 年之间，是语言能力形成的最关键时期。最晚从 12 岁到青春期之间，必须养成读书的兴趣，否则会严重影响一生的智力发育。因为这一时期是人类大脑成长最快的阶段，即形成原始记忆的优化期，人一生中最重要能力的形成都取决于此期的基础是否能够打好。读书不仅能开阔人的知识面和认识世界的能力，而且对于人的精神思维能力、对事物的分析辨别能力、联想和联系实际的能力、干事情的集中力和耐受力等都会产生直接影响。由于家长的忽视，不少儿童错过了大脑发育的最佳时期，结果使大约 20%的儿童呈现出严重的语言发展障碍，50%的儿童呈现出运动发展障碍。那种“等孩子长大了再读书不迟”的观念是非常错误的，“活到老学到老”，活是从生命的肇始就开始计算的。也就是说，读书要从儿童开始，是一生不能间断的行为。人的聪明睿智，与读书时间的早晚、读书数量的多少和质量的高低有直接关系。

读书使人健康长寿

人类的疾病，大体可分为生理性疾病和心理性疾病两类。“书者，舒也。”读书可以调节人的心理，对心理性疾病的治疗效果是确切的。与书交朋友，进入书中的角色，就会达到忘我、忘物的境界，任何烦恼、不快、牢骚、无奈都会云消雾散。在读书中收获兴奋、快乐、舒展和好心情，对身心健康的好处自然是无穷的。关于这一点，我国宋代一位御医说得好，他认为，书“辞义典雅，读之者悦然，不觉沉疴去体也”。著名学者梁启超把书的这些作用概括为四点，即熏陶、动情、感悟、超脱提升。好的书籍犹如一名技艺高超的心理医生，在人阅读的过程中通过精神—神经—血管—内分泌通路的协调，使血液循环、新陈代谢的功能不断得到加强。人与书中情节的共鸣，可以产生出认知趋同、灵魂净化、意志振奋的效果。

有研究指出，对于老年人来说，读书还有预防老年痴呆症发生的作用。美国芝加哥拉什大学的教授对700多名平均年龄在80岁的受试者连续5年的测试结果显示，经常读书看报用脑的老人，老年痴呆症的发生率比常人要低2.6倍。

在欧美一些国家，“读书疗法”被普遍应用，在不少地方还可以看到“有病请去图书馆”的广告。图书治疗医师会根据患者表现出的不同精神状态开出“读书处方”，给求诊者介绍相关的文学、科技、娱乐类书籍，对烦躁失眠、神经衰弱、抑郁、精神分裂等病颇具效果。读书时，如果能加上必要的朗诵，还能起到放松紧张情绪、加深呼吸、减低血压、排除病气的作用。日本学者的一项研究说，朗诵20分钟，可以使全身增加10%的热量消耗，持之以恒有减轻肥胖的效果。

三、《孙真人枕上记》中的养生知识

孙思邈的《孙真人枕上记》曰:“侵（清）晨一碗粥，夜（晚）饭莫教足。撞动景阳钟，扣（叩）齿三十六。大寒与大热，且莫贪色欲。醉饱莫行房，五脏皆翻覆。艾火漫烧身，争（怎）如独自宿。坐卧莫当风，频于暖处浴。食饱行百步，常以手摩腹。莫食无鳞鱼，诸般禽兽肉。自死兽与禽，食之多命促。”

四、读《三国志·魏志·华佗传》，学习养生秘籍

《三国志·魏志·华佗传》曰：“人体欲得劳动，但不当使极尔。动摇则谷气得消，血脉流通，病不得生。譬犹户枢不朽是也。”故生命在于运动，但须劳逸适度！

五、电视看多了易得抑郁症

经常运动可降低抑郁症危险，因为锻炼可以提升自尊，增强自控感，提高大脑欣快激素内啡肽。新研究对参与 1992—2006 年美国护士健康研究的 5 万多女性的相关资料进行了仔细分析，结果发现，与不经常锻炼的女性相比，经常锻炼的女性罹患抑郁症的概率低 20%。

研究中，研究人员记录了参试者 1992 年每周看电视的时长，参试者回答了有关 1992—2000 年间散步、骑自行车、跑步和游泳频度的问题。与此同时，研究人员通过问卷调查了参试者新出现的抑郁症临床症状以及服用抗抑郁药物的情况。分析过程中，研究人员考虑了与抑郁症有关的健康和生活方式因素，比如体重、吸烟和各种疾病等。分析结果显示，与运动最少（每天不足 10 分钟）的参试者相比，运动最多（每天至少 90 分钟）的参试者罹患抑郁症的危险降低了 20%，每天看电视至少 3 个小时的参试者比很少看电视的参试者罹患抑郁症的危险增加 13%。

六、欲必不穷于物，物必不屈于欲

“人生而有欲，欲而不得，则不能无求，求而无度量分界，则不能不争。争则乱，乱则穷。先王恶其乱也，故制礼义以分之，以养人之欲，给人之求使欲必不穷于物，物必不屈于欲，两者相持而

长，是礼之所起也。”（《荀子·礼论》）

人生来就有欲望，想要的东西得不到，就要想方设法去求取，当为求取不择手段无法无天时，就会发生争夺，争则乱，乱必然带来穷困。先王不希望社会混乱，故而制定礼义来分配社会物资，满足人们的欲望，给予人们需求的东西让人们的欲望不要极端关注在物质面，也不必让物质的分配过分顺从于欲望。物质在欲望的需求下增长，欲望在物质的丰富中得到满足，这就是制定“礼”的目的。当我们的行为都符合社会的礼义规范，内心没有愤怒和痛苦，自然会感到快乐了。

第十九节　高血压患者的用药与食盐摄入量

一、睡前降压因药而异

高血压患者需要每天吃降压药，但什么时候吃药效果好呢？

一般来说，正常人在入睡之后新陈代谢的速度会减慢，血压也会随之下降。因此，当高血压患者在睡前服用了降压药，特别是加量服用了降压药后，就会使降压药的作用时间与人体自调血压下降的时间相重叠，这种情况很容易导致患者的血压降得过低，甚至可因此而诱发缺血性脑卒中。而有青光眼、视神经萎缩的患者在睡眠时，血压下降的幅度比健康人大得多，若在睡前再服用降压药，则会使血压更加剧烈下降。过低的血压无法使视神经得到充足的营养，在得不到充足血液供应的情况下，视神经将有一部分或全部死亡，从而导致视力减退或突然失明。因此，医生通常会建议高血压患者特别是患有眼疾的患者睡前莫服降压药。

有专家指出，长效降压药如北京降压0号、苯磺酸氨氯地平片等具有使用方便、效果持久的特点，目前临床上应用十分广泛，此类降压药尤其适合老年高血压患者。长效降压药每天1次，患者可以在一天中每6小时测1次血压，连测3天，这样就能够知道自己血压的波动情况。使用前应仔细阅读所服用降压药的说明书，上面一般都标明该药药效的高峰时间，由此可以推算出理想的服药时间。对于长效降压药来说，多数在服药后的2个小时开始起效，药效能够持续24小时，降压效果稳定，因此服药时间并不需要特别讲究，最重要的是坚持服药。

由于长效降压药的作用时间长，起效的时间亦比较缓慢，用药

3 个小时后血药浓度方可逐渐升高至高峰，形成有效降低血压效应。这种效应可维持 3 ~ 6 个小时，而后缓慢下降，并在其后时间内保持比较稳定的降压作用，使得全天血压得到较好控制。这样算起来，在晚上 9 时左右服药，午夜后达到血药高峰，直至凌晨 4 ~ 6 时仍然具有显著的降压效应，可使晨起高血压得到有效控制，比早晨起床后才服药更为科学合理。因此，如果能明确自己的血压节律特点，一旦确定为晨起高血压，那么在睡前服用长效降压药，控制效果更加良好。临床观察结果证实，晨起高血压患者睡前服用长效降压药，尚无发现血压过低现象，故而对此不必过于担心。

二、高血压难治，限盐是关键

笔者在临床上发现一个现象，即不少的所谓“难治性”高血压其实并不难治。但由于患者忽略了一个因长期形成的习惯而注意不到的问题，即食盐问题，使得高血压的控制情况不理想。世界卫生组织建议，高血压患者每日摄取盐量应控制在 4 克以下。

众所周知，食盐的成分是氯化钠，人体对氯化钠的生理需要量较低，成人每天摄入 2 ~ 4 克氯化钠便可满足生理需要。超过这一生理需要量，原本人体健康所必需的氯化钠便会成为高血压及其并发症的祸根。研究表明，食盐摄入量的多少与高血压的患病率呈正比，每日食盐摄入量越多，其血压水平就会越高。资料显示，日均摄盐量每增加 1 克，平均血压将会上升 2 毫米汞柱，舒张压会上升 1.7 毫米汞柱，从而造成基础血压升高。

因此，当人们面对难治性高血压时，不能单纯从降压药方面考虑，还要在每日食盐摄入的多少上查找原因。特别是像我国这样以嗜盐敏感人群居多的国家中，尤其要关注盐敏感性高血压问题，遇到高血压症状控制不理想时应认真检查自己是否摄入食盐过多。

第二十节　食疗

一、营养健康小米粥

小米作为营养补物由来已久。相传，康熙皇帝南巡五台山，去叩拜他出家的父亲顺治，怎奈顺治不认他这个儿子。康熙一气之下，吃不进饭。不日，就病了。后来，他到一家客栈养病，什么也不想吃，光想喝小米粥，随从们天天给他煮粥喝。没几天，康熙病愈。于是，民间才有了喝小米粥补身子的习俗。

李时珍《本草纲目》里记述："小米治反胃热痢，益丹田，补虚损，开肠胃。"《随居息饮食谱》谓之："黑瘦者食之，百日即白肥。以其滋阴之功，胜于熟地，可代参汤。"

二、吃肉也要挑着吃

冬天气温较低，天气寒冷，有选择地吃些肉类，可以给身体补充能量，还兼有调理之道。首选的是羊肉。羊是纯食草动物，所以肉质细嫩，容易消化。中医认为，羊肉性温味甘，有补血益气、暖肾温中的作用。李时珍在《本草纲目》中说："羊肉能暖中补虚，补中益气，开胃健身，益肾气，养胆明目，治虚劳寒冷，五劳七伤。"现代研究也发现，羊肉高蛋白、低脂肪、含磷脂多，较猪肉和牛肉的脂肪和胆固醇含量都要少，是冬季防寒温补的美味之一，可收到进补和防寒的双重效果。冬天可以多吃些当归生姜羊肉汤、羊肉萝卜汤等。

冬天可以多吃些鲫鱼。中医认为，鲫鱼性味甘、平、温，入胃、肾，有和中补虚、除湿利水、补虚羸、温胃进食、补中生气之功效。现代研究也发现，每百克鲫鱼肉含蛋白质 13 克，脂肪 11

克，并含有大量的钙、磷、铁等矿物质，常食可增强抗病能力，对脾胃虚弱、水肿、溃疡、气管炎、哮喘、糖尿病有很好的滋补食疗作用。鲫鱼肉嫩味鲜，可做粥、做汤、做菜、做小吃等，尤其适于做汤。鲫鱼汤不但味香汤鲜，而且具有较强的滋补作用，非常适合中老年人和病后虚弱者食用，也特别适合产妇食用。

另外，冬天还可以多吃些牛肉、鸭肉。牛肉配土豆、鸭肉配山药都是非常经典的食疗方。再者，狗肉、鹿肉等也有温阳补肾的作用，但要注意不能多吃，以免上火。

三、泡茶也补肾

中药的茶疗方法简单，效果也比较好。冬天还可以用枸杞、人参等泡茶喝。枸杞性平，味甘，具有补肾养肝、益精明目、壮筋骨、除腰痛的作用，久服能益寿延年，最适合中老年肾虚之人和经常在电脑前久坐者。《本草通玄》里说："枸杞，补肾益精，水旺则骨强，而消渴、目昏、腰疼膝痛无不愈矣。"冬天还可以用人参泡茶喝，每天 3～5 克为宜。如果用人参泡茶喝容易上火，可以改用人参叶。

四、小心 4 类"隐形盐"

大家都知道，高盐食品不利于健康，岂不知，有些食品粗看含盐量不高，其实在加工过程中加入了不少盐，对这种隐形盐同样要小心。

快餐。现在的孩子，很少有不喜欢吃鸡翅、比萨饼、薯条等快餐食物的，而这些都是高盐食物。快餐之所以含盐量高，是因为有各种高盐作料。

调味品。我们一般习惯利用味精、番茄酱、蚝油、酱油、甜面酱等调味品增加菜肴的美味，其实这些调味品都是含盐大户，总是让我们在享受美味的同时损害了健康。

甜品。大餐后享受一道美味的甜品，是许多人养成的习惯，其实甜品暗藏高盐。奶酪、糕点成胚后储存发酵前，表面要抹一层盐来腌制，这是发酵和储存的必备工序。

熟食。我们爱吃的熟食，如香肠、熏肉、鸡腿、午餐肉、腊肉等，虽然吃起来简单方便，却含有大量的盐。南方人最爱吃的腊肉，每 25 克就含 5 克盐。

清淡饮食需要掌握一些小窍门：

清淡本色：有些菜少放盐味更美。就像蘑菇汤，越清淡越能衬出蘑菇的鲜香，而且蘑菇的营养价值非常高，不妨多吃。

菜烧熟后再放盐：炒菜、做汤时先别放盐，建议等到菜和汤做熟了，快上餐桌的时候再撒点盐。

以酸代盐：为了避免多盐且不影响菜的味道，尝试借助甜、酸调剂食物的味道，同样能刺激食欲。

边尝边加盐：炒菜不要凭感觉放盐，最好尝一下菜味，确认太淡再加盐，每一次都只加一点点，边尝边加。

五、用什么胶、用多少胶有讲究

膏方中会用到胶类药，胶性黏稠，是收膏的上好基质。但是，用胶更多的是考虑其在膏方中的药效，所以不同的胶要根据其功用选用，要掌握好使用的量。

阿胶是“补血圣药”，补血膏方首选。它善治血虚引起的各种疾病，并能通过补血起到滋养补益的效果。服用后，会使脸色红润，肌肤细嫩，有光泽。也可用于调经保胎，增强体质，改善睡眠，健脑益智，延缓衰老。

鹿角胶味甘、咸，性温，补肾，益精，补血，为温阳益精膏方首选。常用于治疗肾气不足，虚劳羸瘦，腰痛，男子阳痿、滑精，妇女子宫虚冷、崩漏、带下。倪朱谟的《本草汇言》称它是壮元阳、补血气、生精髓、暖筋骨良药。

龟板胶性平和，味甘而咸，可滋阴潜阳、益肾健骨，兼补血止血，为滋阴膏方首选。常用于治疗肾阴不足引起的骨蒸潮热、盗汗遗精，以及小儿囟门不合、筋骨不健、腿脚痿弱等，也可治崩漏下血。

鳖甲胶性平和，味咸，有补肾滋阴、破瘀散结的作用，滋养中兼能祛瘀，为养阴活瘀膏方首选。除了用于治疗肾阴不足，潮热盗汗，手足心热外，还用于肝脾大、肝硬化、闭经等。

由于病症的兼夹，膏方中有选用 1 种胶，也有多种胶同用的。宋代《太平圣惠方》胶煎治五劳七伤，身无润泽，腰脊疼痛，四肢沉重，用鹿角胶；程门香治内风头痛用龟板胶；潘澄濂治支气管扩张咯血用阿胶；胡建华治糖尿病用阿胶、鹿角胶；颜德馨治劳损膏方用龟板胶、鹿角胶；秦伯未治肺癌膏方用阿胶、鹿角胶、鳖甲胶，三胶并用。

胶的用量多少，首先要考虑药效，一般多种胶相加按每天 10 ~ 15 克的量计算，一料膏服用 30 天，以 300 ~ 450 克胶为宜。其次要考虑其他药的材质，如果配方中含有熟地、黄精、玉竹等大量黏稠质的，胶的用量可适当减少；如果龟板、鹿角当主药用的，用量可加大。

要注意的是：胶类药往往会影响肠胃的消化吸收，要在膏方中配用健胃助消化之品，尤其是阿胶、龟板胶、鳖甲胶，要提防服用后引起腹胀、腹泻。胶的多少会影响膏质的软硬，太少难以收膏，太多则膏质发硬，不便服用。

第二十一节　针灸治疗偏头痛

一、偏头痛可选针灸治疗

中医学认为，偏头痛发病是头部脉络营卫不和的表现。《灵枢·营卫生会》有“营在脉中，卫在脉外”之说，表明营气和卫气在调节血管舒缩功能中起着重要的作用。外感风寒湿之邪，素体痰湿壅盛以及肝阳上亢等，均可导致气机运行不利，体现在脉管系统则可表现为脉管的营卫之气不和，使脉管的舒缩功能异常，从而发生偏头痛。

对于偏头痛的治疗，中医强调“急则治其标”。偏头痛的主要症状就是疼痛，还可引起恶心、呕吐等。因此，止痛最重要。临床上采取头穴调神针法治疗，通过针刺四关穴调节头部脉管络脉营卫气血，能迅速缓解偏头痛症状。

合谷为手阳明大肠经原穴，太冲为足厥阴肝经原穴。合谷、太冲二穴相配，一阴一阳，一气一血，一脏一腑，一升一降，是一组阴阳相配，上下配穴，气血同调、阴阳同调的调和营卫针灸处方。二穴配伍，有祛风解表、宽胸理气、平肝息风、镇静安神、解痉止痛、活血化瘀、通经活络止痛之功能。针刺四关穴对脉管的舒缩具有良性的双向性调节作用，既可缓解血管过度收缩，又可抑制血管过度扩张，切合偏头痛患者的关键病理环节，故临床疗效显著。

同时，对于偏头痛的并发症，也应给以足够重视。偏头痛患者病情易反复，严重影响情绪，大部分可出现抑郁、失眠、头昏、头晕、烦躁不安、心悸等症状。这些症状虽是偏头痛的并发症，但和头痛的主要症状相互影响，在部分患者中形成恶性循环，也是偏头痛患者病情反复发作的影响因素之一。经过多年的临床实践，我们应用“安神六穴”（耳穴心、肺、神门，体穴迎香、安眠、足三里）治疗偏头痛的并发症。在针灸治疗的同时，基于对脉络系统营卫不和是偏头痛发作的关键的认识，临床上以桂枝汤配伍祛风通络虫类药治疗偏头痛。

二、偏头痛针灸治疗有奇效

偏头痛是神经、血管功能障碍所致的神经性头痛，表现为反复发作的单侧或双侧头痛，伴恶心、呕吐及烦躁不安等症状。对偏头痛的治疗多采用西药，但由于容易产生依赖性和毒副作用，其应用受到限制。用针灸方法进行治疗有奇效。

偏头痛中医又名偏头风，依据中医经络理论辨证，患者多为肝胆郁热，或风寒湿等邪气袭入少阳胆经，导致经络不和、不通，引起头部一侧疼痛或抽痛，或跳痛等。痛时极难忍受，痛连于目，不速治，必害眼。若伴有脾胃虚弱者，可有恶心、呕吐等症状。

通常选择特定腧穴以及寻找疼痛剧烈点阿是穴，进行针刺或三棱针点刺放血，能够迅速缓解疼痛。选用合谷、太冲、丘墟、风池、太溪等腧穴，进行身体整体调理，嘱咐放松情绪，乐观处世，甚至可予以根治。

在针灸治疗同时根据患者情况，予以复方羊角颗粒、通天口服液等中成药对证治疗，止痛效果也不错。

第二十二节　针灸治疗糖尿病

一、糖尿病尿失禁的针灸治疗

有的患者自诉患糖尿病后，常有尿失禁的问题。“遗尿”“尿失禁”在医学上统称为“膀胱尿道功能障碍”，是糖尿病的常见并发症之一。据统计，有43%～87%的糖尿病患者患有膀胱尿道功能障碍，主要是由于糖尿病引起膀胱尿道神经损害导致膀胱感觉与运动功能障碍。

糖尿病合并膀胱功能障碍时，可能会出现2种不同性质的尿失禁，也就是急迫性尿失禁与充盈性尿失禁。急迫性尿失禁主要表现为尿频、尿急，有尿意时不能自主控制排尿而出现尿失禁；充盈性尿失禁主要表现为排尿困难，但尿液却会在不自觉情况下或腹压增加时从尿道口溢出，严重时表现为小便淋漓不尽，给患者带来极大不便和痛苦。

本病在中医归属“淋证”“癃闭”范畴。是由于消渴日久，膀胱气化不利，无力蒸化尿液，故表现为尿频、点滴而下，继则闭而不通，后因阴损及阳，肾阳亏虚，肾气不固，固摄失权，小便自遗。

针灸治疗对糖尿病尿失禁有良好的作用。现代研究认为，针灸主要是通过改善外周神经的功能，强化膀胱尿道神经的控制而达到治疗的目的。另外，针灸不仅可以治疗糖尿病尿失禁，而且对糖尿病眼病、糖尿病足病等糖尿病并发症都有很好的治疗作用。

笔者使用针灸疗法治疗糖尿病尿失禁等并发症取得了很好的疗效，且针灸疗法具有简、便、验、廉的优点，多数患者经过1个疗程的治疗，尿失禁等并发症都会有不同程度的改善，甚至可完全治愈，从而改善糖尿病患者的生活质量。

治疗方法：患者在控制饮食，口服降血糖药物基础之上针灸治疗。取穴：肾俞、膀胱俞、气海、关元、中极、足三里、三阴交、阴陵泉等。

方法：局部消毒后，选用长50毫米、粗0.25毫米的不锈钢毫针刺入穴位，针刺得气后留针30分钟，每日治疗1次，10次为1个疗程，2个疗程间隔2～3天。可以配合温灸气海、关元、中极，每穴灸3壮。

在针刺过程中要严格消毒，不可粗心大意。艾灸时以皮肤温热潮红为度，不可起灸疮，以免引起感染。每次针刺后，要求患者养成定时排尿的习惯，注意戒烟酒，避免劳累。对合并尿路感染者选用抗生素治疗。对有严重尿潴留或尿失禁者则留置导尿，采用钳夹方法进行膀胱功能训练，定时每3～4小时排尿1次，并且每天用庆大霉素冲洗膀胱。

二、糖尿病病人健康过冬要点

洗澡水温不宜过高，避免皮肤瘙痒。秋冬季节气温低且干燥，是皮肤瘙痒症的好发季节，糖尿病患者更容易发生。建议洗澡水的温度控制在40℃左右，洗澡时间不要过长，尽量用弱碱性或中性的香皂、沐浴露等，浴后立即全身涂抹润肤乳，保持皮肤湿润，或者到医院配无香的止痒润肤膏剂。

进行有氧运动，预防呼吸道感染。季节转换，气温下降，是呼吸道感染的高发时期。糖尿病患者的抵抗力相对低，更容易发生呼吸道感染，尤其是老年糖尿病患者，往往还伴有心脑血管等疾病，继发感染后病情相对严重，并有可能导致死亡。秋冬季节应加强体育锻炼。糖尿病患者适合做有氧运动，比如散步、快走、打太极拳等。做一些扩胸、仰卧起坐等胸背部肌肉的锻炼，对增强呼吸道功能有帮助。

每天检查双脚，预防糖尿病足。每年冬天，医院都会接诊脚趾发黑、脚部血管病变的糖尿病患者。其中有一些严重的患者，需要手术扩张脚部血管面，还有的只能手术切除脚趾。因此，患者最好每天检查双脚，看看脚底的皮肤有无红肿、皲裂、水疱、挤压伤、脚癣、抓伤和足趾变形，如果有问题尽快去医院内分泌科检查。洗脚时注意水温不要过高，避免烫伤。注意足部保暖，每晚用45℃左右温水泡、洗脚 15 分钟。此外，用热水袋的时候，水温也不要太高。

三、糖尿病患者应重视血糖

现在很多糖尿病患者都不能定期监测血糖，有的甚至 1 年监测一两次，没有症状时干脆不监测，这类患者约占到糖尿病患者的 90%。其实，糖尿病人应该提高自我保健意识，不仅要定期监测“手指血糖”，还要测量“糖化血红蛋白”，只有这样才能反映近 3 个月来的平均血糖水平。

误区一：不上医院，无症状就不测血糖

很多糖尿病患者去医院测了血糖后才发现血糖控制不好。当医生问起有没有定期监测血糖时，很多“糖友”都表示去医院看病时才会测血糖，如果平时没有什么症状就不会测，算下来有时 1 年才测 2 次。专家认为，如果患者偶尔去医院测血糖然后开药，会在一定程度上误导医生，医生很可能会根据一次血糖指数而增加药量，而这样并不能完全反映患者平时的血糖状况。

误区二：只测空腹或早餐后血糖

如果次日去医院做检查、开药，部分患者会在检查前 1 天刻意少吃饭，且加强运动，第 2 天只测一下餐后血糖，血糖指数虽还可以，却不是平常的状态。专家认为，如果 1 个月测 1 次血糖，就等于没有测。还有一部分患者血糖高，本应在早餐前打胰岛素，可是如果第 2 天要测血糖，就不打胰岛素了，其实这对医生的诊断很不利。

误区三：光测“手指血糖”

“糖友”在测血糖的时候不能光测“手指血糖”，还要测“糖化血红蛋白”，这样才能反映最近3个月来的平均血糖水平，也更有利于医生判断病情。“手指血糖”和“糖化血红蛋白”就好比1个班级的2个成绩，“手指血糖”反映了1次考试的成绩，而“糖化血红蛋白”反映的是3个月来这个班级的平均成绩。

医生建议，每个糖尿病患者自己备个血糖仪，这样就能在家定期监测血糖；备个血糖值记录本，记下每次测量血糖的数值，去医院复诊的时候带给医生看，更有利于医生调整用药；定期监测“手指血糖”，即使在没有症状的情况下也要坚持测量；每3个月监测一下“糖化血红蛋白”，及时了解自己这个阶段血糖的控制情况。

四、8种食物对糖尿病有益

苦瓜：味极苦，性寒，有清热解暑、清肝明目、解毒的功能。苦瓜的粗提取物有类似胰岛素的作用，能降低血糖，对糖尿病有良好的防治作用。

南瓜：味甘，性温，有补中益气、消炎止痛的功能。现代研究发现，南瓜能促进胰岛素分泌，从而降低血糖。

洋葱：味甘、辛，性微温，与葱、蒜性味相近，具有健胃、增进食欲、行气宽中的功效，与大蒜一起食用有降糖效果。经常食用洋葱，既可充饥，又能降糖治病。

黑木耳：含木耳多糖、维生素、蛋白质、胡萝卜素和钾、钠、钙、铁等矿物质，其中木耳多糖有降糖效果。黑木耳可炒菜或炖汤，也可作配料。

紫菜：含有丰富的紫菜多糖、蛋白质、脂肪、胡萝卜素、维生素等，其中的紫菜多糖能显著降低血糖。糖尿病患者可于饭前食用紫菜，以降低血糖。

魔芋：魔芋中所含的葡萄甘露聚糖对降低糖尿病患者的血糖有较好的效果。又因为它吸水性强，含热能低，既能增加饱腹感，又能减轻体重，是糖尿病患者的理想食品。

麦麸：味甘，性平、偏凉，除充饥、补充营养外，也可养心安神。麸小麦可益气、除热、止汗，麦麸调中、清热、止虚汗，可根据病情需要选用。用麦麸、面粉按 6∶4 的比例，拌和鸡蛋，做成糕饼，可作为糖尿病病人正餐或加餐食品。

猪胰：性平，焙干研成粉末，长期服用对降血糖和维持血糖稳定有明显疗效。

第二十三节　乳腺增生的预防与针灸治疗

一、预防乳腺增生的方法

乳腺增生症是妇女的常见病，雌二醇升高是本病的主要致病因素。本病亦属乳腺癌前病变。那么，如何预防乳腺增生呢?

(1) 保持心情舒畅，情绪稳定。如果情绪不稳定，会抑制卵巢的排卵功能，孕酮减少，使雌激素增高，导致乳腺增生。

(2) 避免使用含有雌激素的面霜和药物。有的妇女为了皮肤美容，长期使用含有雌激素的面霜，使体内雌激素水平相对增高，久之可诱发乳腺增生。

(3) 妊娠、哺乳对乳腺功能是一种生理调节，因此，适时婚育、哺乳对乳腺是有利的；相反，30 岁以上未婚、未育或哺乳少的女性易罹患乳腺增生。乳腺是性激素的靶器官，受内分泌环境的影响而呈周期性的变化。当“性”的环境扩大及性刺激的机会增多时，可促使动情素分泌，造成雌激素增多而孕酮相对减少，从而发生乳腺增生。因此，保持夫妻生活和睦、生活规律，能够消除不利于乳腺健康的因素。

(4) 半数以上妇科病人患有乳腺病，最常见于月经周期紊乱、附件炎患者，子宫肌瘤患者乳腺增生的发生率也很高。因此，积极防治妇科疾病，是减少乳腺增生诱发因素的一个重要环节。

(5) 采用针药结合疗法治疗乳腺增生症，可以调整雌激素水平，消块止痛快，无毒副作用。

二、针灸治疗

乳腺增生在针灸方面有不同的治疗方法，也有不同的选穴方法。治疗方法包括最常见的毫针治疗、穴位埋线、针点刺放血以及耳穴治疗，刮痧、拔罐可能也会有效果。最常用的方法是毫针治疗。毫针选穴一般是以局部选穴和远端选穴相配伍进行治疗，局部选穴一般选择乳腺周围穴位、背部穴位。

1．局部选穴

（1）乳腺周围穴位：乳根穴、库房穴、屋翳穴，外侧的天池穴和中间的膻中穴是经常选择的穴位。

（2）背部穴位：选择肩井穴、天宗穴，以及在脊柱两侧第 2 椎一直到第 7 椎之间找相应的反应点进行针刺，对乳腺结节也有良好的效果。

2．远端取穴

一般乳腺结节，增生是痰凝气滞引起的，所以首先要化痰、健脾，其次要行气疏肝。行气疏肝选择肝经的太冲穴，化痰取丰隆穴。也可以选背腧穴，如肝俞穴、脾俞穴，行气健脾、化痰利湿，进行综合治疗。

第二十四节　呼吸系统疾病的治疗与预防

一、冬季外感宜辛温解表

经云“善治者治皮毛”，故解表法具有早期治疗，控制病邪入里，从而获得及早康复的积极意义。今观不少医生治外感以辛凉为多，笔者认为外感初起恶寒未罢，舌不红、口不渴、咽不红肿者，一般不宜用辛凉之品。辛凉药虽不比苦寒药，但其也有凉遏之患，只不过不像苦寒药那样冰伏而已。故而言之，外感病初起以用辛温药为宜。尤其是冬季（11～12 月），大多数患者以感寒居多，此时人体腠理致密，辛凉药既不对证，也难开腠理，故服之多于事无补。若症见风温初起，用银翘散治之。也可在大队辛凉药中，适加荆芥、防风等辛温之品，以助开腠理，使外邪随汗而解。

关于辛温药的使用，当以桂枝、苏叶、荆芥、防风、葱白之类为宜。药后常能发泄腠理，一汗而解。若属桂枝汤证者，则可用桂枝汤全方。若寒热无汗，鼻塞声重，身痛且伴咳嗽者，常用荆芥、防风，配肺经药，如桑白皮、杏仁、陈皮等同用。至于一般的外感寒热，症状轻微者，当推葱豉汤轻散即可。

对于桂枝汤，有“桂枝下咽，阳亢则殆”之古训，故医者见发热多不敢轻易取用。实则用桂枝汤，如配伍得法，往往可收奇效。仲师立桂枝汤，其中既有姜桂辛甘发散之品，又有芍药酸甘化阴之药，实有左右逢源之妙。只要辨证得法，用之何惧。当然，若用单味桂枝，其性偏阳，实有动气耗血之虑，但需知药物是以偏制偏，若是对证，用之无防。

冬季外感宜治以辛散，笔者临床常用败毒散加减，就是取其辛温发散之功而每每获效。一得之见，与同道共商之。

二、秋天须防哮喘

哮喘发作，自古以来就被认为与气象因素关系极大。临床统计，天气变化占哮喘病发作原因的3/4以上，其次为疲劳、过敏、饮食不当等因素。从时间上看，每年的九十月是哮喘病的高发季节，其次是冬季、初春和梅雨时节。

秋季是一年中冷空气活动较为频繁的季节，每次冷空气过后，都伴随着气温、气压、降水、空气湿度的明显变化。尤其是气温的降低直接对哮喘有诱发作用。因为依中医理论，哮喘一病，宿根为“痰饮伏于内，胶结不去”，一旦气候变化，或感受风寒，或淋雨践露，“宿痰”就为新邪引动发病。现代医学研究也认为，支气管哮喘多半是由感冒或鼻炎引发，而感冒和鼻炎都与冷空气活动有直接关系。

美国海洋和大气局发布的《天气和健康》就曾指出，每当较强冷空气来临时，在气温由高变低、湿度由小变大的转换期内，哮喘病发作频繁，不断加重，而当气温回升时，病情又都明显趋向好转。

秋季还有2种天气可诱发哮喘：其一是初秋时节，当雷雨前或台风登陆前的几个小时，哮喘的发病率较高。心理医疗专家分析认为，这除了气候原因外，更重要的可能是心理原因所致——患者对即将到来的狂风骤雨心存不安甚至恐惧。其二是深秋时节，天气形势被高压控制，哮喘患者增多。气象医疗专家分析认为，这可能是近地层出现了逆温层（即气温随高度递增），地面出现某些诱发哮喘的“过敏原”，从而使哮喘发作。

当然，上述2种病因出现的概率不高，比较起来，还是冷空气活动对哮喘病的影响更大、更直接。

为了预防和减轻冷空气过境对哮喘病的不利影响，患者在秋季要注意加强耐寒锻炼，增强体质，改善心肺功能，提高机体免疫力。同时也要时时掌握气象信息，当有冷空气过境时，可提早预防，做到有备无患。深秋时还要及时增加衣被，避免受凉，早晚出门最好戴上口罩，以减少冷空气的直接刺激。

三、定喘汤治疗咳嗽

定喘汤为临床治喘名方。笔者临证常用定喘汤治疗咳嗽，表现为发作性连续性阵咳，西医多诊断为咳嗽变异性哮喘者。

刘某，男，42 岁。2010 年 11 月 26 日初诊。

患者自诉近 3 个月来发作性咳嗽，发作时呈连续干咳，伴胸憋、遗尿，待咳出少许黏痰方止，遇风冷及气味刺激易发。多方治疗不效。纳可，便调。舌质淡暗，舌苔薄白腻，脉缓。

本案病呈发作性，不发作时如常人，按常规辨证较难。考虑发作性为风动之象，发时胸憋、遗尿为肺气宣降失常之象，舌象提示痰湿，舌象、脉象不提示热象（但四诊所得也不提示明显寒饮之象），故选用定喘汤加减祛风止咳，宣降肺气，泻肺化痰。处方：生麻黄 3 克，炒杏仁 12 克，白果 9 克，款冬花 12 克，姜半夏 9 克，桑白皮 15 克，炒苏子 12 克，黄芩 9 克，炙甘草 3 克。7 剂，水煎服。

2010 年 12 月 3 日二诊：服上方 1 剂即明显见效。现偶发咳嗽，但咳嗽较轻，已无胸憋、遗尿。舌苔转薄白。上方隔日服 1 剂，继服 7 剂。

药后无不适，停药。

按：本案主症为咳嗽，既无风寒外束，也无痰热内蕴，而取用定喘汤治疗效果较好。如取用常规治咳套方，多无效。

定喘汤原方中白果 21 枚，约 30 克，“动喘力量足够，但临证恐有中毒之虑”。王旭高在《退思集类方歌注》中指出：“白果收涩，（原方）21 枚恐太多，宜减之。”笔者临证成人常用 9 克，配以麻黄 3 克（少数用 6 克），取效倒也快捷。

第二十五节　失眠的治疗与保健

一、失眠三款粥

粥由五谷杂粮熬煮而成，容易消化，调养肠胃，延年益寿，非常适合老年人食用。如果在粥中加入一些助眠的材料，更是对老年人的健康和睡眠大有裨益。如桂圆莲子粥：桂圆肉补益心脾、养血安神，莲子补脾、养心、益肾。取桂圆肉 20 克，莲子 30 克，大米 100 克。将莲子捣碎，和桂圆肉、大米煮成粥，临睡前 2 小时服食，对心脾两虚失眠兼心悸健忘、神疲肢倦、大便溏泻稀薄、面色少华者尤为适用。

百合红枣粥：百合含有少量淀粉、脂肪、蛋白质及微量生物碱，具有清热养阴、润肺安神的功效，是治疗老年人神经衰弱的强壮滋补食物与药物；红枣养胃健脾，绿豆清热除烦。准备百合 20 克，红枣 20 枚，绿豆 50 克，大米 50 克。煮绿豆至半熟后放入百合、红枣和大米再煮成粥，早晚各 1 次服食。

竹沥粥：竹沥有涤痰除烦、定惊之功。准备竹沥水 50 毫升，小米 150 克。先煮米成粥，临熟时下竹沥汁搅匀，晨起空腹食之，适用于失眠伴头重、胸闷痰多、属痰热内扰者。

二、培养睡眠好习惯

中医养生学认为，良好的睡眠习惯可以养生，有助于长寿。这方面古人们积累了不少有益的经验。

睡眠环境：卧房应以安静舒适，干净卫生，空气流通等为原则。春季宜开放，使空气畅通，夜间仍须防风寒；夏月应防暴晒，常透风以降温；秋季由热转凉，燥气较胜，室内宜保持一定湿度；

冬天重在保暖，门窗不要过于开放，室内也不宜太热。卧房大小要适中，不宜过大，因“室大则多阴”，易致人患病。睡房内勿明灯高烛，光线太强使人难以入眠，且易惊易醒。

睡前准备：《千金方》云：“能息心，自瞑目。”上床后可静坐片刻，缓慢调息，以安定心神。也可用手指或木梳轻刮慢梳头皮数十下，睡前用热水泡泡脚，或反复搓揉脚心（涌泉穴），均能诱人入睡。正如古人云：“梳头浴脚长生事，临睡之时小太平。”老年人夜尿多，自我常按摩腰部肾俞穴，既可温肾壮阳，又可益于入睡。

寝具选择：床高低（40～50 厘米）合适，以便上床就寝、下床着鞋。床身宜稍宽大，睡时人体可随意伸缩转动，有利于气血流通，筋骨舒展。枕头不宜太高或过低，一般以 12 厘米左右为宜，且软硬要合适。如头胀、眩晕（或高血压）等，用菊花、绿豆、茶叶、蔓荆子等做枕芯，能起清肝明目作用。夏季用磁石枕可起散热安神的保健作用。

睡眠姿势：古人主张以右侧卧为善，此时可全身肌肉松弛，呼吸舒畅，使心脏不受压迫。对脾胃虚弱者，也利于肠胃消化和排空。古人说：“寝不尸”，即不宜仰卧，因仰卧肌肉不能完全放松，会影响休息。俯卧压迫胸腹，更有害呼吸，也要避免。同时，睡时不能蒙头掩面，也不要张口呼吸。孙思邈曾云：“夜卧常习闭口。”睡眠也不应双脚高悬，否则会损伤肾气。

睡眠时间：要求顺应四时规律，一般春夏应晚卧早起，秋季要早卧早起，冬季则早卧晚起。睡眠时间成年人一般不少于 6 小时，过少则伤心耗神。老年人因气血渐衰，可灵活掌握睡眠时间，适当睡午觉对老人有益。睡眠也莫过多。古人云：“凡睡至适可而止，则神宁气足，大为有益。多睡则身体软弱，志气昏坠。”亦如中医所说：“久卧则伤气。”

三、失眠外治法

（1）制半夏 15 克，朱茯苓、陈皮、胆南星、石菖蒲、远志、淡竹叶各10克，柏子仁6克，炙甘草5克。水煎取汁，以纱布浸取药液，略拧干后热熨双目。每晚1次，每次15～30分钟。

（2）磁石30克，茯神20克，五味子10克，刺五加20克。先煎煮磁石30分钟，然后加入其余药物再煎30分钟，去渣取汁。将一干净纱布浸泡于药汁中，趁热熨（敷）于患者前额及太阳穴。每晚1次，每次20分钟。

（3）朱砂5克，磁石15克，冰片3克。将上药研细末混匀，用75%酒精调成糊状，外敷涌泉穴，纱布覆盖，胶布固定。每2天1次，连用14天。

（4）黄连15克，肉桂10克，龙胆草5克，栀子6克。研磨混匀，蜜调为丸，每丸6克，每次取1丸，填脐中，纱布覆盖，胶布固定。每天1次。

（5）首乌藤30克，威灵仙20克，鸡血藤30克，柏子仁10克，合欢皮15克。水煎煮，待温度适宜时将双足浸于药液中，使药液浸过足面，每晚睡前浸泡15～30分钟，而后行足底按摩，每次按摩的时间约30分钟，每天1次，10次为1个疗程。

第二十六节　其他

一、膻中穴是“救心穴”

有些上了年纪的老年人因为生气，会突然感觉胸闷气短，这时候可以坐下来，用大拇指轻轻按揉膻中穴，就可以得到缓解。

膻中穴，在心口窝的地方，也就是两乳头连线的中点。取穴后用大拇指指腹稍用力按揉此穴位即可。它和人体最重要的物质活动基础——气，密切相连。凡和气有关的疾病，如气虚、气机郁滞等都可以找它调治。

现代医学也证实，按摩膻中穴可调节神经功能，松弛平滑肌，扩张冠状血管，调节消化系统。年纪大的人，平时作为一种保健措施，也可以经常按摩膻中穴，加强气的运行效率，这样对于防治心血管等方面的疾病也有帮助。

按揉的时候，可用右手搁在膻中穴，先按顺时针方向轻揉100下，再按逆时针方向轻揉100下。按揉膻中可以扩张血管，调整心脏功能，是增强心肌供血的强效“救心丸”。中医讲，“膻中者，臣使之官，喜乐出焉”。意思是讲，人的气机、喜悦都是通过膻中表现的。

现代人生活、工作压力大，膻中这个穴位非常容易堵塞，膻中闭塞之后，人的气机就会很不顺畅，喜悦也就不能迸发出来。

二、针灸治疗过敏性鼻炎

过敏性鼻炎是一种变态反应性疾病，故又称变态反应性鼻炎，以发作性鼻痒、鼻塞、喷嚏、流清水样鼻涕及鼻黏膜水肿、苍白、鼻甲肿大等为主要临床表现。本节所指的预防过敏性鼻炎主要在于控制其发作。

针灸防治过敏性鼻炎的报道首见于1957年。50~80年代有大量临床资料发表，近20年来，更获得了较大的进展。除用针刺疗法外，多种穴位刺激之法，包括穴位敷贴、指针、穴位激光照射、灸法、耳穴压丸、穴位注射、耳针等，都被应用于过敏性鼻炎的治疗，并且积累了大量的病例。有的论文一次就报告500例以上病例的观察结果，一定程度上揭示了针灸防治本病的临床规律。在所有的穴位与刺激方法中，以穴位敷贴法应用最为广泛，效果也最为肯定。值得指出的是，针灸不仅可预防其发作，而且其中部分病例还可治愈。

三、泡脚的“1355法则”

俗话说：“树枯根先竭，人老脚先衰。”养生讲究“养树需护根，养人需护脚”。春天洗脚，升阳固脱；夏天洗脚，可祛暑湿；秋天洗脚，润肺濡肠；冬天洗脚，温灼丹田。泡脚四季皆宜，温煦机体、祛邪强身。泡脚要遵守“1355法则”，就是每天泡1次热水脚，每次30分钟以内，水温50℃左右，泡完后晾5分钟，以泡到全身发热，有微微出汗的感觉为宜。泡脚时水要没过脚背，选高些的木桶，以使热水的温度放松脚部及小腿。

一般人都在睡前泡脚，其实，下午4~5时泡脚最利于健康，此时膀胱经和肾经气血最旺盛，泡脚补肾效果最好。饭后半小时不宜泡脚，因为刚吃完饭，人体大部分血液都流向消化道，用热水刺激双脚，使本该流向消化系统的血液转而流向下肢，会影响食物消化和营养吸收。普通人不用在泡脚水中加各种中药，如所加药物不合体质，反会适得其反。

内寒重者可在洗脚水中加些干姜或艾叶，每周1~2次即可。醋有杀菌、止痒功效，有脚气者可在泡脚水中加些醋。

泡脚时喝温水或生姜红糖水，让身体产热，通过出汗让寒湿及时排出体外，对体内寒湿盛者有益。

在脚盆底铺一层鹅卵石，踏在石子上泡脚有按摩足底作用，能引血向下，促进脚部血液循环。但脚部刺激强度较大，不适合有脑血管疾病者，以免加重脑部供血不足。泡脚时间以30～45分钟为宜，每天或隔1天泡1次即可。心脑血管患者在泡脚时，不要泡得过久，泡脚时间以20分钟为佳，泡太久容易引发出汗、心慌等症状。泡脚水温不宜过热或过凉，一般在35～40℃为宜。可先将脚放入35℃左右的水中，然后让浴水逐渐变热至40℃左右即可保持水温。足浴时水要淹过踝部，且要时常搓动。

糖尿病患者和敏感皮肤者要注意，由于其对外界刺激不敏感，水温过高易导致烫伤。

四、中药徐长卿

徐长卿，善止疼痛，能解蛇毒，故有清热解毒之功。余治疗下焦湿热，小便淋结，脐下胀闷疼痛，常用《圣惠方》中的徐长卿汤。方用：徐长卿（炙）15克，茅根30克，木通6克，冬葵子30克，滑石60克，槟榔3克，瞿麦穗15克，朴硝3克。水煎服，每日1剂，2次分服。血尿加生地、丹皮、琥珀、小蓟炭、白茅根，蛋白尿加黄芪、知母、黄柏，癃闭加地龙、地蝼蛄、车前草，恶心、呕吐加姜半夏、竹茹。本方有清热利尿之功，用于尿路感染而见上述症状者，颇有捷效。

五、上下楼腿疼莫轻视

在门诊可以见到很多上下楼的时候腿疼的病人，大部分都是30～40岁，以女性最为多见，一般身体条件还不错，就是膝盖不舒服，尤其是上下楼的时候。检查常常发现膝盖前面的那个小骨头（髌骨）在屈伸膝关节的时候会“咯噔”一下，有时候用手放在上面还能发现像车轮碾过沙子似的那种感觉，这时候需要考虑是膝盖的髌骨和股骨的接触面不太光滑了，也就是我们所说的髌骨软化，需要拍摄膝关节的正、侧位片和髌骨的轴位片，用来判断是否有膝关节的问题。常常发现髌骨的轨迹是不好的，也就是说在片子上，那个能摸到的小骨头不在那个股骨凹槽的正中间，而是偏向了一边。由于膝关节每天都在负重的状态下不停地活动，所以就会使得骨头之间的磨损不均衡，导致一侧磨得快、磨得多，而另一侧磨得慢、磨得少，这样磨得多的那侧就出现了问题，就像汽车的轮胎一样。

而在这样的患者中，尤其以肥胖的人最为突出。因为一样的轮胎，用来拉货要比拉人磨损厉害，所以出现问题也就早了。

对于这种患者来说，预防是非常重要的。首先要减轻体重，减轻膝关节的负担。另外，要避免过度爬山、爬楼、蹲起等活动，因为在这些活动中，尤其是膝关节半蹲位时，髌股关节的应力是很大的，很容易出问题。

其次可以在不负重的情况下积极锻炼股四头肌的力量，来维持髌骨良好的轨迹，同时通过活动使关节液均匀涂布在软骨表面，增加其修复的能力。此外，还可以通过口服药物促进软骨修复，防止病情进一步向骨关节炎发展。

六、助阳御寒五穴位

弹百会：百会穴在督脉经上，耳尖直上，头顶正中，或后发际直上 7 寸。用鸣天鼓的方法弹击百会穴，即右手中指置于百会穴前，食指指腹置于中指背部，弹击百会穴 30 ~ 50 次。百会百脉朝会，激发阳气，安神醒脑，疏通气血。

撞命门：命门穴在督脉经上，第 2 腰椎棘突下。背向墙壁，两脚分开，与肩等宽，足后跟距墙 10 厘米。身体放松向后仰，借撞击反力使身体恢复直立，如此反复 30 下为宜。可强壮腰肾，疏通经络，运行气血，平调阴阳。

摩关元、气海：关元与气海均在任脉经上，关元在脐下 3 寸，气海在脐下 1.5 寸，二穴均有强壮作用，为保健要穴。

泡涌泉：每晚 9 ~ 10 时是肾经气血最衰之时，泡脚、按摩涌泉穴能促进血液循环，温补肾阳。水温以 40℃为宜，以 20～30 分钟为佳。

七、综合疗法治疗肿瘤

经多年研究，我认为，癌症治疗的现代医学模式，应科学系统地全程考虑，采用整体的综合疗法。

1. 重视心理疗法

大多数患者罹患癌症后感到很恐惧，而有的医生不会安慰患者，直接告知其得了癌症，生命只剩下几个月时间，这样使患者更加恐慌。因此，医生应改变观念，真正做到关心爱护患者，解除其心理障碍，让其树立必胜的信念。

很多患者患癌症后心灰意冷，自暴自弃，不愿意成为家庭和社会的负担。有的患者即便康复了，也有种失落感，认为活着没有价值。就我所知，一位黑龙江的农村妇女肺癌治愈后，为了回报社会和家人对自己的关爱，通过电话和癌症患者聊天劝解 1 万多人次，以亲身经历鼓励他们活下去。

2. 坚持中西医结合治疗

我认为，真正中西医结合治疗是在开始制订治疗方案时，就将中医药考虑进去。我们曾做过一次 6000 人的调查，结果显示，生存期超过 5 年的患者，多数是未做大剂量放化疗，而是采用小化疗大中药这种治疗方案的。2000 年，我们提出了中药抗癌冲击疗法。冲击疗法的机理是：抑制肿瘤新生血管生长，使肿瘤坏死缩小，提高机体免疫功能吞噬癌细胞、杀伤癌细胞，使肿瘤组织钙化液化，促使癌细胞组织纤维化，阻断转移。

3. 重视康复期的接力治疗

很多人经过手术、放化疗后，以为肿瘤完全消失就痊愈了，但是几年后却又复发转移了，因此必须重视康复期的接力治疗。

癌症患者康复期内必须做定期检查，每 3～6 个月检查 1 次，如指标有异常应进行大剂量用药治疗，没有异常可小剂量维持治疗，每个月服用10天抗癌中药。

4. 重视饮食疗法

可以说，很多人的癌症是吃出来的。发霉变质的花生、大米等均含有黄曲霉素，食用后可能诱发肝癌。据调查，广东地区鼻咽癌和胃癌的发病率较高，与其食用腌制的咸鱼、咸肉有一定的关系。

患癌症后，不可忽视食疗，可多食用具有抗癌作用的食物，其对治疗与康复是非常有益的。如猪血有止血、补血、抗癌作用，香菇中的香菇多糖有抗癌作用，百合有止咳润肺作用。此外，还应多吃豆制品、红枣、红小豆、大蒜，以及新鲜水果、蔬菜等。

八、风湿不等于类风湿

在日常的门诊工作中，常常有患者把风湿性关节炎和类风湿关节炎混淆了。风湿因子是指抗溶血性链球菌“O”抗原，即抗链O。人类如果感染了一种称为溶血性链球菌的细菌，都会出现抗O阳性，但只有一小部分人会出现与这种细菌感染有关的免疫异常的疾病，也就是风湿性关节炎。

风湿性关节炎发病前多数患者有咽痛、发热的症状，主要表现为大关节游走性肿痛，一般以膝和踝关节最为常见，其次为肩、肘和腕，手的小关节很少见。不过这种病引起的关节炎较易治疗，不会导致关节变形，只是部分病人反复发作后会引起风湿性心脏病。风湿性关节炎的治疗药物主要是青霉素。

19世纪中叶之前，人们对关节炎的认识很模糊，都称之为“风湿”。后来逐渐发现类风湿关节炎主要表现为对称性的多发性小关节炎，也就是说类风湿关节炎主要影响手足的小关节，而且常常是对称性多个关节出现肿痛，如果不正规治疗，绝大多数的类风湿关节炎会出现关节变形，所以一旦诊断，应当尽早加用如甲氨蝶呤、来氟米特等抗风湿药物。因此，风湿性关节炎与类风湿关节炎两者有相似之处，又有明显不同的地方。

九、防治膝关节炎六误区

对于膝关节的防治应从两方面阐释：一方面，想让关节不老化不符合科学规律，伴随人体衰老，作为器官之一的关节也会退变；另一方面，防患于未然，保护还未受侵犯的关节软骨以延缓关节退化速度是完全可以做到的。然而，很多患者往往病急乱投医，盲目听信小道消息，或锻炼不当或治疗不当，结果反而使疼痛加重，贻误了防治时机。

误区一：疼痛由骨刺引起，一定要切除

不要盲目选择切除骨刺。骨刺既不尖锐如刺，也不是一个医学名词，医学名词应是骨疣。骨疣的英译首选 bone wart，也可是 bone spur，但科普文章中多译成 bone spur，用中文理解就成了“骨刺”，其实称之为骨质增生或骨赘更为贴切。骨质增生是因衰老退变的关节遭受损伤后“抗议”无效，为适应损伤不得不自我修复生长出的“同血缘不同长相”的新组织，也是骨的一部分，是软骨磨损失稳时期代偿增生的产物。从某种意义而言，在一定时期内可增加关节接触面，提高关节稳定性。骨质增生不是引起关节疼痛的首要原因，疼痛是软骨磨损累及软骨下的骨神经所致，对于已发生疼痛的关节而言，减痛的首要目标是保护现存关节软骨而不是切除增生骨赘。

误区二：关节炎一定要静养

当关节炎急性发作疼痛时，适当休息是必要的，但经休息和治疗症状缓解后，一部分人长期不敢做任何运动，认为这样可以更好地养护关节。这个问题需从 2 个方面说明：一方面，膝关节炎患者需避免过长时间和高强度下地负重，以延缓关节软骨进一步磨损；另一方面，长久不活动反而会致关节僵硬和周围肌肉失用性萎缩，进而致膝关节不稳。人总要走路，长期不活动的关节在日常走路时，会因肌肉软组织无力牵拉关节，使关节间隙进一步狭窄摩擦频繁，加重关节软骨损伤。因此对于膝关节病患者，正确方法是在疼痛缓解后，逐步进行散步、游泳等活动，并尽早开始非负重位的床上膝关节股四头肌等长自主锻炼和坐位股四头肌等张训练，以加强关节运动的灵活性，预防肌肉萎缩。

误区三：关节炎越锻炼越不疼

膝关节骨骼表面包裹着一层3～5毫米厚透明软骨保护关节，有厚度、有强度、有弹性，因各种因素所致软骨磨损变薄、不平滑、粗糙甚至剥脱时，就导致关节炎发生。已有膝关节疾患的病人，应尽量减少登高运动、上下楼梯和长时间快步走，避免加速软骨磨损，导致关节炎复发加重。

误区四：关节炎单靠药物就可治愈

目前临床用药物治疗膝关节炎的机理是提高软骨自身修复能力，促生关节滑液，减少关节面间磨损摩擦，延缓疼痛肿胀，此类药物都是用于提高软骨自身修复能力以延缓磨损退变进程，而非可以再生软骨。目前尚未发现能使软骨再生治愈软骨缺损的药，药物只能是减轻关节症状，延缓关节退变。

误区五：关节炎常吃止疼药

由于工作紧张、家务繁重等原因不能及时到医院检查治疗，人们通常会选择自服止疼药缓解症状。需要提醒的是，止疼药尽管是家庭必备常用药，在短期合理使用前提下可以起到安全镇痛的作用，但此类药物只可暂时服用，也只是缓解疼痛，但不会根治引发疼痛的病因，如果长期使用，特别是滥用或者用量过大，不但不能治病，还会出现诸多副作用，如胃溃疡出血和穿孔、肾功能不全、肝功损害、转氨酶升高、过敏反应等，会对人体健康造成损害。

误区六：关节炎单纯补钙就可治好

虽然服用维生素A、维生素C、维生素E及补充维生素D等对膝关节炎有一定的预防作用，但关节炎的病理因素是组成关节骨骼面上软骨变得越来越薄、不平滑、粗糙、糜烂、剥脱，从而引起软骨下的骨质暴露所导致，并不单纯因为缺钙。健康人每天从合理膳食中摄取的钙量已经足够，许多人以为关节痛就是缺钙，所以长期大量服用补钙制剂，结果对胃肠道刺激大，常会出现胃肠道不适、便秘等现象，甚至导致肝肾功能损害。

十、脚上有2个“降火”穴

除了常见的食疗“降火”方法外，推拿穴位也能“降火”。这里介绍2个穴位，有助于应对大家经常忽视的“下焦火”。

第1个是照海穴。照，意为照射；海，意为大水。“照海”，顾名思义，指肾经经水在此大量蒸发，具有吸热生气作用，正好能缓解“上火”之类的热证。照海穴位于足内侧，内踝尖下方凹陷处，按压时，感到酸、麻、胀就可以。时间不宜太长，5～10分钟即可。像嗓子干疼、慢性咽炎、声音嘶哑等，按摩此穴往往会收到很好的效果。按摩这个穴位的时候，要闭口不能说话，感觉到嘴里有津液出现，一定要咽到肚子里去。一般来说，点揉3～5分钟后就会感觉到喉咙里有津液出现，疼痛也会马上随之缓解。

第2个是涌泉穴。涌，外涌而出也；泉，泉水也。涌泉穴为肾经经脉的第1穴，重要性不言而喻。此穴在脚掌前部1/3处（不算脚趾），脚缘两侧连线的正中间。将拇指放在穴位上，用较强的指力揉20～30次，然后换脚施行。晨起和睡前按摩较好。临床上常用于治疗休克、高血压、失眠、癔症、癫痫、小儿惊风、神经性头痛、遗尿、尿潴留等，有很好的效果。

十一、合谷穴是万能穴

合谷穴，是手阳明大肠经的原穴，在全身数百个穴位中，合谷穴治疗范围最为宽泛。打喷嚏常常是感冒初起的征兆，在打第1个喷嚏后，按摩合谷穴100下，力度以有酸痛感为最佳，有助于截断感冒；按摩合谷穴对于促进肠蠕动也有一定作用，适用于胃痛、恶心、呕吐、便秘、腹泻、胃胀等；凡是头、面部不适，均可以通过刺激合谷穴得到治疗和缓解；合谷穴气血旺盛，止痛效果亦佳，诸如牙痛、头痛、肩臂痛、痛经等，都可以通过刺激合谷穴止痛。

居家刺激合谷穴方法有 2 种：

艾灸：将艾条一端点燃，对准合谷穴，距离皮肤 1.5 ~ 3 厘米处进行熏灸，灸 10 ~ 20 分钟，以局部有温热感、皮肤稍呈红晕为度。

按摩：用一只手的拇指点按另一手的合谷穴，使感觉向指尖传导，或者按揉至有酸胀感为宜，约 1 分钟，两手交替。

十二、揉肩井气血通畅

有句话叫“胆经堵，全身堵”。足少阳胆经是一条很长的经络，胆经上有 1 个穴位，按一按、捏一捏会缓解身体疲劳，疏通气血，它就是肩井穴。

自我按摩方法：一手搭于对侧肩头，用中指指腹按揉肩井穴，或用中间三指指腹按揉肩井穴区。按揉的手法要均匀、柔和、深透，以局部有酸胀感为佳。早晚各 1 次，每次按揉 2 ~ 3 分钟，左右手交替按揉。

也可以拿捏肩井穴，家人帮忙或自己拿捏，效果也是立竿见影的。揉按刺激肩井穴，可以让胆经的清阳之气如泉水一般涌出来，然后将郁滞的气血涤荡开来，令全身疏泄，顺畅平缓。特别是现代人久坐，常看手机和电脑，头晕乏力、肩背酸痛的居多，拿捏肩井穴可以缓解周身不适和酸痛，常常是几分钟后就觉得神清气爽。

十三、拔火罐适合祛风散寒

有人出现腰酸背痛、体乏无力时，就认为是“寒气重”或“湿气重”，感觉拔个火罐会舒服一些点，其实未必。以胸背痛为例，有可能是急性心肌梗死的发作先兆，逢痛先拔罐的做法很可能耽误救治。

从中医角度看，拔火罐的主要功效是祛风散寒和活血化瘀，最简单的判断方法是看疼痛是不是因关节老化或肌肉劳损、受凉引起的酸痛，只有这样才能拔火罐治疗。高热抽搐者、孕妇、年纪大且患有心脏病者，以及局部有皮肤破溃或有皮肤病的患者，也不宜拔火罐。

拔罐分为传统火罐和真空气罐，传统火罐效果更佳，但技术难度大，需要具备一定的操作基础；真空气罐操作简单易学，也更安全，所以居家保健建议使用真空气罐而不是火罐。

十四、按摩前后1小时不能洗澡

时下，不少人将保健按摩当作一种解压又时尚的生活方式，认为它既能够消除疲劳，缓解紧张，又舒筋活络，爽身提神。但是，许多常按摩的朋友都忽视了一个问题，那就是究竟能不能在按摩前后洗澡呢?

有人认为按摩前洗澡，按摩结束后可以马上休息，方便省事；也有人认为按摩结束后洗澡更安全卫生。其实这2种做法都不可取，因为按摩前后1小时，都不能洗澡。

在洗澡时，热水冲淋肌肤会加速人体体表血液循环，导致体表充血。同样，人在按摩时，气血短时间内充于体表，也会使全身各脏器相对缺血、缺氧，产生头晕、恶心等不适，甚至晕厥。另外，冬季天气寒冷，按摩后毛孔打开，立即脱衣洗澡极易受凉，罹患伤风感冒。因此，冬季按摩后应该在温暖的环境中稍作休息（1～2小时），使机体恢复正常状态后，再进行其他活动。需要提醒的是，年老体虚的人在按摩前后更应谨慎小心，以防心脑血管疾病的发作。

除按摩外，拔罐后也不能立即洗澡。拔罐后皮肤比较敏感脆弱，此时洗澡非常容易导致皮肤破损或发炎等。

十五、有鼻炎常揉足三里

常揉足三里可以治疗一个常见病——鼻炎。中医认为鼻炎的主要病机为肺脾气虚，而足三里是调理脾胃，提高免疫力的重要穴位。治疗鼻炎，足三里是主穴。

足三里位于犊鼻穴下 3 寸，胫骨前缘旁开一横指处（屈膝 90 度坐时，膝关节髌骨下两边有 2 个坑，叫内外膝眼穴，从外膝眼开始，往下四指宽处，胫骨的前边向外 1 个中指指节头宽，这个位置就是足三里穴）。足三里穴可以用拇指按揉或握空拳捶打，感觉达到酸胀感即可，一般每穴可按揉或捶打 3 ~ 5 分钟。如果艾灸，可用艾灸盒，每穴 5 ~ 10 分钟，灸到潮红为度。

十六、颈腰痛按揉后溪穴

疲乏困倦，颈肩腰腿酸痛，可以按揉后溪穴缓解。

后溪穴，属于手太阳小肠经，为小肠经的输穴，是八脉交会穴里很重要的一个穴位，通于督脉。督脉主一身阳气，阳气旺，则全身旺，所以按摩后溪穴能调畅强化督脉阳气。特别适合经常坐在电脑前的上班族、发育中的孩子，可预防驼背，缓解颈椎、腰部、腿部疼痛，也有保护视力、缓解疲劳、补精益气的功效。

后溪穴位于人体的手掌尺侧，微握拳，在第 5 掌指关节后的近端掌横纹头赤白肉际处即是（简便取穴：即把手微握拳，第 5 掌指关节后横纹的尽头就是该穴）。

十七、人体自带 3 个消炎穴

人体自带三大消炎穴：照海、商丘、丘墟，可以消除肾经、脾经和胆经的炎症，经常按揉或艾灸这三穴，既消炎又健康，且无副作用。

照海穴

由慢性咽炎、遇冷受寒引发的喉咙干涩难受、干咳、干呕、痒痛等症状，可以按一按照海穴。照海穴是告别咽痛和失眠的强肾降火妙穴，可缓解胸闷、嗓子干痛、声音嘶哑、慢性咽炎等症状，对肩周炎、失眠也有辅助作用。

商丘穴

商丘是脾经上的穴位，脾统血，所以按揉商丘穴，能疏通经络，将新鲜的血液输送到病灶处，促进血液循环，消除各种炎症。

如患膀胱炎、尿道炎、盆腔炎等，多揉商丘穴，有助于消除炎症，把气血引下来。

丘墟穴

丘墟穴专门治疗各种上火之症状，也就是西医所说的发炎症状，比如牙痛发炎、眼睛红肿发炎、嗓子发炎、咽喉肿痛、头痛和乳房痛的炎症。按揉或艾灸都行。

十八、闪腰了弹拨手三里穴缓解

腰部不能下弯，转身时疼痛，甚至不能转身，不能做其他动作，这就是“闪腰”了。“闪腰”在医学上称为急性腰扭伤，此时弹拨前臂部的手三里穴能快速解决腰部肌肉痉挛，减轻疼痛。

手三里穴，隶属于手阳明大肠经，在前臂的背侧，手肘横纹尽处曲池穴往下2寸的地方。按揉时可掌心向胸，弯曲前臂于前胸，于肘部横纹下2寸、前臂肌肉隆起处按手三里穴，将另一手拇指立起，与前臂肌肉方向垂直，做弹拨动作，可以感觉并听到手指下的肌肉、肌腱随着弹拨发出轻轻的弹响，同时伴有明显酸麻胀感，甚至这种感觉会向肘及前臂放散。

注意：弹拨时不要让受伤的腰部受力。左右交替弹拨两侧手三里穴，每次每侧1分钟，交替3～5次即可缓解症状。

十九、艾灸四穴调理感冒

治疗感冒，艾灸这4个穴位，效果显著。

1. 大椎穴

大椎穴作为阳经的汇合点，是人体阳气最盛的地方，刺激该穴能够调益阳气，协助人体祛除体内风寒之邪，增强抗病能力。正坐取穴，低头时，于颈项后正中线可看到最高突的一椎骨，并可随脖子转动，是为第7颈椎，其下方凹陷处即是大椎穴。

2. 风池穴

风池对感冒引起的鼻塞、头痛、头项僵痛有较好的缓解效果。

位在项部，枕骨之下，胸锁乳突肌与斜方肌上端之间的凹陷处。取穴的时候，用拇指和食指由枕骨粗隆两侧向下推按至枕骨下缘凹陷处即是。

3. 迎香穴

迎香穴是体表的感风之处，也是治风之穴，经常按摩迎香穴可以祛头面之风、散颠顶之寒，从而增强抵抗病菌的能力。揉搓迎香穴可以促进鼻周围的血液循环，使气血畅通，外邪不容易侵入体内。迎香穴在鼻翼外缘中点旁，当鼻唇沟中。此穴为双穴，左右各1个。

4. 尺泽穴

尺泽穴在肘横纹中，肱二头肌腱桡侧凹陷处，微屈肘取穴。此穴也是双穴，左右各1个。可缓解咳嗽，清肺泻火，特别适合治疗感冒后咳嗽咳痰等症。

建议1天艾灸1次，每次2～3个穴位，每穴10～15分钟，轮流施灸。每10天可以休息2～3天继续灸。

二十、心火旺按劳宫

心火亢盛多见于工作压力较大、烦心事较多、遇事爱着急的人。大多有情绪烦躁、夜间浑身燥热、失眠、多梦、焦虑等症状的人，清火药就是劳宫穴。

高血压病患者因生气、暴怒或激动使血压急剧上升时，也可按压劳宫穴。劳宫穴是一个与心相连的穴位。劳，劳作也；宫，宫殿也。该穴位意指心包经的高热之气在此带动脾土中的水湿气化为气。在五脏所对应的生化过程中，肝主“生”，所以肝生火，心主“长”，所以，当肝火逆到达心脏以后，在心脏得到壮大，但这团火如果过大，人就会暴怒，这对身体是有害的。所以有火了要发泄，多按摩劳宫穴，可使身体内的营养物质为己所用而不至于浪费。劳宫为手厥阴心包经穴，为心包经之荥穴。五行属火，火为木子，所以按摩劳宫穴治疗可清心热，泻肝火。

劳宫穴位于手握虚拳时中指指尖点到的位置。按摩操作方法：可内外劳宫（手心为内劳宫，对应手背处即为外劳宫）同时掐按，使麻胀感窜至中指尖，可泻心火。

二十一、心气不顺按三穴

心慌气短、胸闷加剧甚至心前区疼痛，可按一按极泉、至阳、膻中这3个穴位。

调心按极泉

心经从极泉穴开始，极泉穴就在腋窝的最深处。如果出现心悸（心律不齐）、胸闷、上气不接下气、喘不过气来的时候，可用手指按压在极泉穴上。如果感觉这个地方酸酸麻麻的，那就保持这个力度左右拨动。

宽心按至阳

2个肩胛骨的下角连线的中点，就是至阳穴。心慌胸闷可以按摩至阳穴调整。手弯到后背，用食指和中指合力使用，力度可以加强一点，给至阳多加一点动力。

强心按膻中

膻中穴在两乳头连线的中点，与气密切相关。气虚、气机郁滞等都可以找它调治。可用右手食指或中指指腹搁在膻中穴，先按顺时针方向轻揉100下，再按逆时针方向轻揉100下。按揉膻中可以扩张血管，调整心脏功能。

二十二、胃疼艾灸3个穴位

1. 中脘穴

在上腹部，脐中上4寸，前正中线上（肚脐与剑胸联合中点之间是8寸）。中脘是胃的募穴，募穴是脏腑之气输注于胸腹部的腧穴。而且中脘又为六腑之会穴，有疏利中焦气机、疏理中气之效。

2. 期门穴（双侧）

在胸部，当乳头直下，第6肋间隙，前正中线旁开4寸。期门穴是肝的募穴。“募”有聚集、汇合之意，募穴是脏腑之气输注于胸腹部的腧穴，可治疗相关脏腑证，尤多用于治疗六腑病证，常与背俞穴配合使用。

3. 足三里（双侧）

在小腿外侧，犊鼻下 3 寸，胫骨前嵴外一横指。足三里是胃的下合穴，下合穴是六腑之气下合于足三阳经的腧穴，六腑相关疾病多选用相应的下合穴治疗。此外，《四总穴歌诀》说“肚腹三里留”，说明足三里常用于治疗腹部疾病。配中脘、内关，有和胃降逆，宽中利气的作用，主治胃脘痛。

施术者手执点燃艾条，对准中脘、期门、足三里穴，一般距皮肤 3 厘米左右，以病人感到温热、舒适而无灼痛为度。每穴灸 15 分钟，艾灸时间在上午为宜。每日 1 次，7 天为 1 个疗程，连续治疗 2 个疗程。

二十三、揉百会治百病

当人头痛、失眠、眩晕、烦躁的时候，下意识地去揉脑袋，可以在一定程度上缓解上述不适症状。原因很简单，因为在头顶上有一个百会穴，它位于头顶的正中线和两耳尖连线的交点处。取穴时，可以将两手大拇指压住 2 个耳孔，两手的中指向头顶伸直，指尖相触的地方即是。

百会穴是人体诸多腧穴的交会处，所以有一穴多用的功效，即可以用于治疗多种疾病，尤其是与头部相关的疾病，如头痛、眩晕、头重脚轻、高血压、失眠、健忘、焦躁、老年性痴呆、中风后偏瘫等。但疾病不同，按摩手法不一样。

比如低血压的按摩手法是，每天用双手掌心按摩头顶中央的百会穴，每次按顺时针方向、逆时针方向各按摩 50 圈，每日 2 ~ 3 次，1 个月为 1 个疗程。

失眠的人入睡前用中指或食指的指腹按摩百会穴，每秒按 1 次，同时摒除杂念，默数按摩的次数，就可渐渐入睡。头痛的按摩手法：头顶疼痛、感觉头晕脑涨时，按压百会穴2分钟，能起到提神并缓解头痛的作用。

另外，鼻子不通时，用手轻拍百会穴也会收到意想不到的效果。

二十四、常按神庭穴安神益脑

现代社会工作、生活节奏加快，导致人们脑力劳动过度、精神压力过大，随之而来的是精神困乏，却又难以入睡，让人陷入“矛盾”的不适之中。想舒缓脑疲劳、安神助眠，不妨多按按神庭穴！

神庭穴，是督脉的腧穴，具有健脑益智、安神助眠之功。中医学认为，脑为元神之府，元神是人体生命活动的表现，受脑主宰。神庭穴位于额上，与脑府相近，且督脉的循行是入络于脑。故常按神庭穴可以给予大脑良性刺激，改善脑疲劳状态，又可调节精神，帮助睡眠。

取穴法：前发际正中直上0.5寸。

按摩法：用食指或中指指腹置于穴位上按揉，以感觉酸胀为度。每日可按揉多次，每次按揉2～3分钟。

艾灸法：部分人群脑力劳动后自觉脑门发冷，可选用艾条熏灸神庭穴。操作时将点燃的艾条置于距离神庭穴皮肤3～5厘米处，以感觉温和为度。每次艾灸约20分钟，每日1次。神庭穴艾灸亦可用于治疗感冒后鼻塞、流清涕。

二十五、养肾气常揉3个穴位

肾气足，则精力充沛；肾衰老，则人老。那么，如何更好地保护肾气呢？不妨揉揉补肾气的穴位。

1. 肾俞穴

肾俞穴位于人体腰部，在第2腰椎处旁开1.5寸处（约两开指），是肾与外界天地沟通的通道。单独在此处贴敷或按揉可以汇集膀胱经的经气而直接补益肾气，是安全而简便的补肾方法。

2. 太溪穴

太溪穴位于足内侧，内踝后方与脚跟骨筋腱之间的凹陷处。是肾经的原穴，也就是说肾经的原气大会于此。足三里穴也是强身大穴，但如果与太溪穴相比，足三里穴偏重于补后天，太溪穴偏重于补先天。所以，要补先天之本就得从按揉太溪穴开始。

3. 关元穴

关元穴是任脉中的重要穴位，位于肚脐向下四横指的位置上，为男子藏精、女子蓄血之处。任脉与胃和子宫相连，对女性月经、妊娠状况有着重要影响。因此，按摩关元穴能够调理女性整体状态，具有培元固本、补益下焦的功效，有助于改善月经不调、痛经等妇科病的症状。

二十六、脚背上有 2 个消气穴

很多女性来月经前心情会特别烦闷，有的还很暴躁，容易与人吵架争执，闹脾气，这是经前综合征的典型症状。原因无非是肝气郁结导致气滞血瘀。这个“气”是什么，很多时候就是女人窝在心里的闷火，各种羡慕嫉妒恨，各种窝囊气，情绪紧张、恐惧、惊吓等。有什么办法可以解除这种烦闷呢？建议大家在心情郁闷时按按行间穴。

1. 行间

行间穴位于双脚足大趾与二趾之间，靠近足背的红白肉相交处，能帮助打通肝经，有助于解除肝气郁滞。操作方法很简单，找到行间穴，按压到有酸胀感后，休息 5 秒钟再按，一共 20 次。

行间穴，顾名思义，“行”是行走、流动、离开的意思，“间”指二者当中。意思是指肝经的水湿风气由此顺传而上，气血物质遵循其应有的道路而行，因此叫作“行间”。行间穴是肝经荥穴，由肝气郁滞引起的心情烦闷、抑郁、月经不调、痛经等，都可以刺激行间穴。长期坚持，会有意想不到的效果。

2. 太冲

太冲穴位于足背侧，第 1、第 2 跖骨结合部之前凹陷处，离行间穴约两指的距离，按下去能感觉到脉动就是了。按摩方法和按行间穴一样。每晚看电视时揉揉，可让坏脾气改善不少。

二十七、皮肤瘙痒揉曲池穴

曲池穴为手阳明大肠经之合穴，大肠与肺相表里，肺主皮毛，故本穴有疏散风热、解表散邪之功，善解全身之表邪，具有走而不守之性。按摩曲池穴不但能疏散表热，还能清解里热，具有清热解毒、凉血祛风、消肿止痛之功效。皮肤起皱脱皮伴有瘙痒症状时按摩曲池穴，可以活血清热，改善症状。

曲池穴位于肘横纹外侧端，取穴时，患者应采用正坐侧腕的取穴姿势，曲肘，肘横纹尽头处，即肱骨外上髁内缘凹陷处。

按摩方法分 4 种，分别为按法、揉法、一指禅推法、点法。按法是将拇指指端按在曲池穴上，用力深压捻动；揉法是将拇指指腹放在曲池穴上，做轻柔和缓的揉动；一指禅推法是把拇指指端放在穴位处，以腕关节摆动，带动拇指作左右摆动；点法是把拇指指端按在穴上，伸直拇指压而点之。

按摩时可涂抹适量的润肤乳，按摩穴位位置准确时，穴位附近会有酸胀感向四周放射。按完后，会感觉到周身暖暖的，很舒畅。若能配合充足的睡眠和足够的水分，第 2 天早上起来会发现脸上的皮肤变得光泽水润。要注意的是，穴位按摩不能一蹴而就，要静下心来，长期坚持才能获得满意的效果。

二十八、龋齿痛按偏历穴

牙痛有火牙、虫牙（即龋齿）之分，许多书籍记载，针灸对火牙疼痛有较好效果，常有针入痛止之说。龋齿牙痛的病人多在偏历穴处有条索状物和明显压痛，用两手拇指指腹用力按揉，其处疼痛可止。

偏历穴在前臂背面侧的下段，阳溪穴与曲池穴的连线上，阳溪穴上 3 寸。屈肘，或以两手虎口交叉，当中指尽处即是。

按摩偏历穴可治疗肘臂部疼痛、麻木、拘挛、喉痛等。

《灵枢·经脉》记载：手阳明络脉上曲颊偏齿。偏历为手阳明大肠经络穴，“龋”为其主病之一，近年来受此启发，发现牙痛病人偏历穴处有多条索状物，且压痛明显，试治各种牙痛病人，尤其是龋齿病人，以双手拇指按压偏历穴，用力以病人能耐受为度，皆能立止疼痛。若按揉后再行针刺，其效更佳。

二十九、手脚冰凉揉阳池穴

手脚冰凉的原因大多是气虚、气滞、阳气不足造成的，也是中医所说的“阳虚”。每天坚持按摩阳池穴对改善这种症状有帮助。

阳池穴位于手背的手腕之上，位置正好在手背间骨的集合部位。取穴时，可以先将手背尽量往上翘起，在手腕上会出现几道皱褶，在靠近手背那一侧的皱褶上进行按压，在中心处会找到1个压痛点，这个点就是阳池穴了。

阳池穴是支配全身血液循环及荷尔蒙分泌的重要穴位，只要刺激这一穴位，便可迅速畅通血液循环，温和身体。

需要注意的是，刺激阳池穴要慢慢进行，时间要长，力度要缓。先以一只手的中指按压另一手的阳池穴，再换用另一只手的中指按压这只手上的阳池穴。

这种姿势可以自然地使力量由中指传到阳池穴内。对于手脚发冷的女性来说，只要坚持刺激阳池穴，便可不为冬天的来临而发愁。

三十、常揉曲池穴面色好

曲池穴是手阳明大肠经的合穴，对全身气血有较强的调节作用，也是治疗风疹、湿疹、疮疥、丹毒等皮肤疾病的重要穴位。

屈肘成直角时，横纹末端即为曲池穴。按摩时用拇指垂直用力下压该穴，同时旋转前臂，让刺激充分达到肌肉组织的深层，以出现酸、麻、胀、痛、热和走窜等感觉为宜，然后轻揉放松。

两臂交替按摩，每次按压5～10分钟，每日1次。

曲池穴对高血压的调节也有特效。早上6～10时，下午3～5时这个时间段，是高血压发作的高峰期，这个时间段对曲池穴加以按压可起到平稳血压的作用。

三十一、常揉三穴养出好脾胃

脾胃出现不适时可以揉如下3个健脾益胃的“特效穴”。

1. 腹哀穴

腹哀穴位于腹部中线旁开四指，肋骨下缘的地方，触摸肋骨下缘会摸到明显的颗粒感，是足太阴脾经的穴位。按摩时把手掌放在肋骨下缘，手掌凸起来，用掌指关节骨头位置放到肋骨的边上，沿着肋骨的边缘擦。可加速胃肠蠕动，缓解胃肠不适。需要注意的是，不要隔着太厚的衣服，最好直接放在皮肤表面，速度不限制。

2. 鸠尾穴

在临床中，很多人会感到心口窝下胀满不舒，中医称之为痞满，心下痞或心下痞坚。对于这种情况，可以选择既能治胃又能治心的穴位——鸠尾穴。鸠尾穴位于胸剑联合的下方，是横膈肌韧带的附着点。按一按可以松懈腹直肌，养心又暖胃。按摩时用刮痧板圆润部分从上往下刮痧，松懈腹直肌，改善胃肠功能。一般刮5～10分钟，有酸胀感为宜。对同时有心慌、气短、胸闷及胃脘部症状的人特别适用。

3. 章门穴

章门穴是脾的募穴，曲肘，双手夹住两肋，肘尖平行过去，和肋骨交界的部位，第11肋游离端下际就是章门穴。(游离肋：在吸气的时候可以摸到肋骨，而且往下摁会动，这就是十一游离肋。)章门穴是腹壁附着的外侧附着点，越是脾胃功能异常的人，这个位置越酸痛。按揉时双手放在髂骨和肋骨之间，有节奏地捏腰，稍微用一些力，左右两边交替进行，力度以出现酸痛和刺痛的感觉为宜。经常揉一揉，没有时间限制。

三十二、岔气了这样做

剧烈运动时常有这样的现象：胸前下部左侧或右侧的下腹部处突然剧痛，岔气了！甚至有时候没有剧烈运动，只是一个不经意的动作就会引起岔气。岔气虽然是个小毛病，但当时人们不能大声说笑，不能咳嗽，体位活动受限。

中医认为这属于一时局部气血不通所致，指压中脘穴就能很快缓解不适。

中脘穴位于腹部正中线的肚脐上 4 寸。岔气后，患者平躺，闭双眼，精神放松，两腿伸直。男性用左手中指，女性用右手中指紧压中脘穴，然后做深吸气，一直吸到无法再吸时停止，直到坚持不住时呼气，深呼到不能再呼时停止，直到不能坚持时再吸。

另外，揉揉间使穴也可以缓解。间使穴位于前臂掌侧，当曲泽与大陵的连线上，腕横纹上 3 寸，掌长肌腱与桡侧腕屈肌腱之间。中医认为岔气属于内伤范畴，是指气血、脏腑、经络受伤所致，表现以胸部闷胀作痛，痛无定处，疼痛面积较大，尤其是在呼吸、咳嗽以及转侧活动时，因牵制胸部而痛或窜痛为主。间使穴属手厥阴心包经。间，间接也；使，指使、派遣也。该穴名意指心包经经水在此蒸发凉性水气。本穴物质为郄门穴传来的地部经水，行至本穴后，经水逐步降温，生发出心火所克的肺金特性的凉性水气，如被他物间接指使一般，故名。所以按揉此穴可以缓解岔气。

此外，按揉间使穴还有宽胸和胃、清心安神、截疟等功效。按揉的时候，用拇指指腹按压间使穴，每次约 5 分钟，每日按揉 2 次就可以了。

伸伸胳膊也有效。岔气后，可以尝试以下方法来调整：把一侧胳膊举起来，然后向相反的一侧伸展，同时深吸一口气，憋住气，保持几秒钟。或者请一人把小臂架在岔气者手臂腋窝处，用劲往上提，另外一个人用手抓住岔气者的手腕往下抻，一提一抻，反复操作 3 ~6 次。如果以上方法无效，需赶紧去医院治疗。

三十三、紫铜罐疗法能治多种常见病

针灸擅长治疗老年病、脑血管病后遗症、面神经麻痹、周围神经系统病、各种痛、颈椎病、肩周炎、腰椎间盘突出症、肥胖症等。

中医拔罐疗法使用的器具有玻璃罐、竹罐、抽气罐等。近日，西安市中医医院针灸科的“罐家族”又添加了一位新成员——紫铜罐！

“传统罐的罐壁都不导热，与皮肤接触时是凉的。”西安市中医医院针灸科安军明主任解释，“而紫铜可以传热，所以冬天治疗时患者不会感觉冰凉。”而且紫铜火罐以纯紫铜为原材料，有导热和杀毒除湿的各种保健功能，也能避免抽气拔罐温度刺激、力度不足等缺陷，可以较好地起到畅通经络，平衡阴阳，调整气血，促进脏腑功能恢复，强身健身的作用。

“紫铜罐疗法”主要治疗虚寒类、疼痛类、软组织损伤类疾病。对感冒、头痛、咳嗽、胃痛、便秘、泄泻、呕吐、中风偏瘫、落枕、肩周炎、颈椎病、类风湿关节炎、痛经、月经不调、带下病等多种疾病也有很好疗效。

“紫铜罐疗法”来自蒙古族，是蒙医常用的治疗方法。紫铜罐分为大火罐和小火罐，大火罐上有个凹槽，可以燃放酒精棉球，起到加热罐体的作用；小罐是平的，不能承载任何东西，主要用于局部的治疗。需要注意的是，紫铜罐加热以后气体会膨胀，治疗后皮肤会比普通罐疗显得更黑一些。一般 1 周左右即可消除，颜色较深的也不会超过 2 周。每次治疗时间长短根据患者年龄、皮肤薄厚、火力强弱决定，小孩以及皮肤比较薄者一般 5 ~ 8 分钟，成人 10 ~ 15 分钟。

紫铜罐疗法也有一定的禁忌：有出血倾向如血小板减少症、白血病者等禁用，新伤骨折、疤痕、局部皮肤弹性差者禁用，妇女月经期下腹部慎用等。